智慧先锋·健康人生丛书

怎样提高你的睡眠质量

主　编：金圣荣

编　者：(以姓氏笔画为序)

王　伟	王会琢	王　彦	尹亚东
孔德鹏	田丽萍	刘文婷	刘　霞
李　姣	李　营	杨玉兰	佟　雪
陈　龙	陈伟伟	郭煜荣	滕　芳

中国协和医科大学出版社

图书在版编目（CIP）数据

怎样提高你的睡眠质量／金圣荣主编. —北京：中国协和医科大学出版社，2015.5

（智慧先锋·健康人生丛书）

ISBN 978-7-5679-0308-1

Ⅰ. ①怎… Ⅱ. ①金… Ⅲ. ①睡眠-基本知识 Ⅳ. ①R338.63

中国版本图书馆 CIP 数据核字（2015）第 070771 号

智慧先锋·健康人生丛书

怎样提高你的睡眠质量

主　　编：金圣荣

责任编辑：方　琳

策划编辑：武先锋

出版发行：**中国协和医科大学出版社**
　　　　　（北京东单三条九号　邮编 100730　电话 65260378）

网　　址：www. pumcp. com

经　　销：新华书店总店北京发行所

印　　刷：北京佳艺恒彩印刷有限公司

开　　本：710×1000　　1/16 开

印　　张：11.75

字　　数：150 千字

版　　次：2016 年 7 月第 1 版　　2016 年 7 月第 1 次印刷

印　　数：1—3000

定　　价：30.00 元

ISBN 978-7-5679-0308-1

前　言

文艺复兴时期的剧作家莎士比亚曾经说过："一切有生之物，都少不了睡眠的调剂"。

法国启蒙时期的思想家、哲学家也有云："上帝为了补偿人类的诸多烦恼，给了我们希望和睡眠"。

可见，睡眠是多么重要的人生主题。世间万物，无论尊贵，无论卑微，在睡眠这一话题上都是平等的。世间不平等之事多如牛毛，于是有多少人无数次地抱怨：这是一个不平等的世界。但是，哲学上有云："世界是对立和统一的，矛盾也是对立和统一的，因此世界是绝对公平和相对不公平的统一。"正如我们本书要讲的睡眠。上帝为万物创造了平等的睡眠，而睡眠是一切生命活动的基础，就像食物和水对于生命的重要性一样。

不错，睡眠是人生十分重要的组成部分——人生只有短短几十年的光阴，然而，在这短暂的几十年中，睡眠占据了人生 1/3 的时间。

睡眠是每个人在生命中必须满足的一种需要。根据观察，人可以经得住 3 天的饥饿，但如果 3 天不睡觉，就会产生一系列的身体紊乱症状，比如四肢不听使唤，坐立不安，记忆力减退，神经衰弱，有甚者还会经常出现幻觉、幻听、失眠等，并且会严重影响我们的正常工作和学习。而睡眠作为生命一个必需的过程，对于生命机体的恢复，记忆的整合和巩固都具有举足轻重的作用，所以说睡眠对于人们而言是任何东西都不可取代的。

健康的睡眠是当今国际社会公认的三大健康标准之一，但国际睡眠研究中心调查显示：当今世界，大约 30% 的人都存在严重的睡眠问题。为了唤起人们对睡眠重要性的认识和帮助，使人们重新开启健康充足睡眠的大门，国际精神卫生组织在 2001 年发起了一项意义重大的全球性活动——将每年春天的第一天——3 月 21 日，定为世界睡眠日。这一活动引起了人们广泛地关注和响应，也纠正了很多人在对待睡眠这一问题上的误区。

"睡眠很好，死亡更佳""睡眠，这些死亡的小片段，我多么憎恨它们"……很多时候，"睡眠"这两个字都是和死亡联系在一起的。而且，人们时常会错误地认为，睡眠的时候，人的一切都是静止的，过多地把时间花在睡眠上其实就是一种浪费，尤其是在现在社会，人们总是将追求工作效率，经济效益放在首位，所谓的"休息"已经被人们严重忽视和轻视了。人们总是指责那些"贪睡者"，总是把清醒看得比睡眠更加重要，总是固执地认为，只有在清醒的时候，才可以正确地判断一个人的健康状况。实际不然，科学家对人的脑电波进行监测后得出结论：人在睡眠时有两种脑电波，一个是慢波时段，一个是快波时段，当我们的睡眠处于慢波时段时，脑垂体的生长激素加速分泌，可以促进人的生长发育；而当我们的睡眠处于快波阶段时，大脑的血流量增加，对氧气的消耗也较大，能使我们恢复脑力。此外，当我们睡眠时，表面上身体是静止的，而实际上，我们的各个器官都是在分阶段进行排毒和血液更新的。也就是说，我们的身体在夜间不停地进行着一系列复杂且对身体有益的生理活动。所以，我们往往在第二天醒来后感到神清气爽，身体充满了能量！由此可见，人的生长发育，是由一次次夜间高质量睡眠来完成的。

可是，真正能意识到睡眠重要性的人却没有几个。尤其是在现代社会，都市中的生活和工作节奏正在日益加快，社会竞争日趋激烈，人们的生活压力巨大，时刻强调时间和效率成为现代都市人生活的主题，这就使人们的睡眠时间急剧减少。都市中的白领往往是人们十分羡慕的对象，他们有体面的工作，有不错的收入，不错的打扮。但是有谁能够体会他们日常生活中内心的空虚和焦虑呢？据了解，在一线城市，由于长时间工作，生活、心理上的压力过大，近九成的白领都患有不同程度的亚健康疾病和心理疾病。失眠是其中最常见的症状，甚至可以说失眠已经成为都市白领的一种"习惯"。

工作压力大，买不起房，感情生活不顺已经成为现在都市白领头上的三座大山，于是有人开玩笑地说："所谓的'白领'，就是一个月的工资白领。"其实不仅仅是在中国，在现代物质文明的大潮席卷下，失眠已经成为了全球的问题。《纽约时报》曾经报道，美国的失眠人数多达 5000 多万，每年因为睡眠不足导致的各项经济损失就高达 450 亿美元以上。除此之外，每年因睡眠不足导致的一系列疾病占所有病症的比例高达 1/5；因睡眠不足过度疲劳而死的人占总死亡率的 58%，而睡眠障碍对人们的心理和生理产生的不良影响也是不计其数的。

说到失眠，我想起了一部叫做《超市夜未眠》的电影，男主人公本因为和女朋友分手而忧伤过度，寝食难安，夜里更是一刻也睡不着觉，而为了打发晚上空闲的时间，他白天在学校上课，晚上则来到超市上夜班。无聊的他发现自己竟然可以让时间静止，于是他利用静止的时间来画各式女体。每当时间被凝固，他都感到十分安宁祥和，而且在这些凝滞的时间里，他发现了美。影片所描绘的意境是浪漫唯美的，也许很多人看后会羡慕男主人公的"夜生活"，甚至会有很多人无比佩服这位"精力旺盛"的"失眠者"，但在我看来，这部影片其实是对现代人颠倒黑白生活方式的一种讽刺。

失眠并不可怕，只要是采取相应的措施，让自己的生活规律起来，失眠的现状就会得到缓解，失眠也不会在现代社会像洪水猛兽般蔓延。但现状却是令人担忧的：人们明明知道缺乏睡眠相当于慢性自杀，会对我们的身心造成不可逆转的危害，却还是一意孤行地让这种坏习惯长期延续着。正常情况下，晚上 10 点钟人就应该睡觉，但是对于一部分在都市中生活中的人来说，这却是夜生活开始的时间，此时人们开始去KTV 唱歌聚会，酒吧喝酒聊天，舞厅跳舞释放，还有的人经常加班到深夜……多么慌乱无章的生活方式，可人们竟然还赋予了这种生活方式一个无比高端大气上档次的名字——夜生活。长期这样发展下去，人们在严重缺少睡眠的状态下身体健康会受到严重威胁。

为了让更多的人认识到睡眠的重要性和失眠的危害，也为了帮助那些患有睡眠障碍的人重新拾起对生活的信心和希望，帮助他们战胜失眠等疾病，我们编写了这本书——这本书将告诉人们能够改善睡眠质量战胜睡眠障碍的有效方法。

金圣荣

2016 年 4 月 15 日

目　　录

一

准确抓住身体发出的入睡信号

袁某是广州一家外企公司，月薪上万的财务主管，在记者去采访他的时候，他抱怨道："我一般的睡眠时间都是在凌晨 3 点，经常为了赶材料，做报表加班到深夜，能在晚上 11 点以前睡觉已经是一件奢侈的事情了。"他还向记者透露，在广东省这种现象是很普遍的。大城市意味着快节奏，高压力，这会致使人们严重缺乏睡眠，而缺乏睡眠会严重影响人们的身体健康。

众所周知，我们的身体活动都是由大脑发出信号，然后经过脊髓等一系列的反射弧来完成我们肢体以及生命内在的一些活动的。我们行走、跳跃、攀爬、读书、写字，甚至眨一下眼睛，都会形成一个短暂却又复杂的反射弧。一般情况下，我们都会及时准确地抓住大脑发出的各项信号，以完成我们每项生命的机体活动。而对于睡眠，有人说它是死亡的兄弟——人在睡着之后意识和感觉都会减退，身体的机体运动也和外界中断，这确实是一种让人无比费解的境地。曾经有研究认为，睡眠是一种被动过程，因为没有足够的感觉刺激传入，所以大脑皮质发生抑制，从而导致人们进入睡眠状态。但是最新的科学实验证实睡眠并不是脑活动简单的被动的抑制，而是由相关的神经中枢部位、介质和诱导睡眠的物质协作主动完成的，这就是睡眠发生的原理和机制。

所以，准确地抓住身体发出的入睡信号是至关重要的，也就是睡眠的时间问题。可是，我们应该怎样做呢？

1. 人的正常睡眠是多长时间

《2014 年睡眠指数》已经发布，通过对全国 40 多个城市睡眠情况的调查，广州市最终被评为全中国睡得最晚，睡眠时间最短，睡眠质量最差的城市，因此被人们称为"失眠城市"。根据近两年的调查数据来看，广州、东莞已经连续两年位居"失眠城市"的榜首；调查还显示，越是发达的城市，人的睡眠指数越低，睡眠质量越差，而越是农村和乡镇，睡眠指数越高。

此外，就职业人群的失眠状况来说，睡眠障碍最大的群体是媒体人。鉴于此，紧接着广州凤凰网站对这一群体进行了问卷调查，结果显示，只有 25% 的人觉得自己的睡眠质量比较高，21% 的人觉得自己的睡眠质量较差，80% 的人每天晚上要到 11 点以后才睡觉，72% 的人一天的睡眠时间不到 8 个小时。虽然多数人会觉得媒体人从事的是一个很风光的职业，但也许只有他们自己才能了解这份工作的劳累与压力。就拿记者来说，熬夜写稿子如家常便饭，一旦遇上一些新闻大事件，往往要加班到深夜……可见，风光的背后是赤裸裸的身心俱惫。

达到好睡眠的最基本要素就是要保证一个充足的睡眠时间，人只有睡足了觉，身体才可以正常运转。毛泽东就曾经说过："睡眠和休息浪费了时间，却换来了明天充足的精力"。是啊，充足的睡眠时间为人们带来的不仅仅是享受和休息，还有高的工作效率。人只有休息好了，睡好了，大脑才会发挥其最大的潜力和能量。那人需要睡多长时间才算是拥有充足的睡眠呢？

人的睡眠长度可以体现人的睡眠习惯和睡眠需求，这个长度的计算方式是以 24 小时为周期的。所以，一个人的睡眠时间是检验一个人睡商的重要指标。睡眠研究显示，成年人每天的睡眠时间应该是

6～7小时，而这只是最低标准的睡眠时间，如果想要达到最佳睡眠效果的话，睡眠时间应为8.16～8.17小时。但是，大多数的成年人是达不到这一标准的。现代人对于睡眠的重视度并不高，进步往往是和退步并肩而行的，是以牺牲最美好的事物作为代价的。

大约在20世纪初的时候，人类的平均睡眠时间还在9个小时以上，之后，睡眠时间便持续大幅度缩短，以至于到今天，人们的睡眠竟然普遍不足7个小时。当然，我们也不能一概而论，睡眠时间的长短也因年龄、性别而异，具体以以下数据作为参考：6岁左右的孩子的睡眠时间以10.5～13小时最好，15岁的少年以9～10小时最好；18岁的成年人以8～8.5小时最好。但是，日常生活中的情况却很不乐观，睡眠时间的减少速度越来越快，这似乎与快速发展的社会是保持一致的。对于夜班工人来说，他们比正常上班的工人每周平均少睡10个小时，形成了大量的"睡眠债"；还有大部分人一周的时间里只能够拥有一次"满足型睡眠"，通常是在周六到周日的夜里，也是我们一周当中睡眠时间最长的一夜；工作日中，睡眠时间通常比较长的是在周二到周三的夜晚，其他时间相对比较短。一周中睡眠最差的一夜莫过于周日到周一的夜里了——过完了愉快的双休，对于普通的上班族来说是真心不愿意回到又一周的工作中的，于是睡觉之前往往会产生焦虑不安的心情以及小小的压力感，而这种负面的情绪自然会对我们的睡眠产生影响。

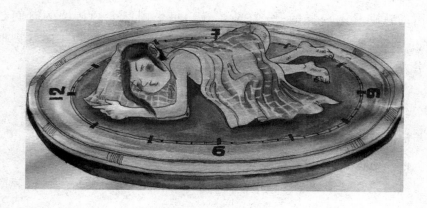

科学研究表明，睡前保持稳定平和的情绪对我们的睡眠有促进作用。所以，人们通常就会形成一个观念：在一个良好的环境下好好地睡一觉，哪怕睡的时间很短，也比在睡眠过程中干扰不断，频繁被惊醒的"长睡眠"好得多。相反，很多人睡眠时间虽然很长，但是醒来后依然很疲惫，这其中细微的差距就是夜间醒来和辗转的次数，因为在睡眠的过程中，即使是极其短暂的唤醒，也许是0.5秒，也许是10秒，都会消耗人的体力，只是我们对其的感觉是很小的，甚至不会感觉到。除非被唤醒的时候同时伴有咳嗽、翻身、起尿等状况，这种感觉才会尤为明显。

每个晚上人们所处的境况都不相同，而每个人的睡眠时间也各不相同。于是就会有人问："有没有标准的睡眠？"其实，"夜间的睡眠旅程"是一个周期性的过程，是大自然精心为我们制定的时间表。这个周期每晚循环4~5次，正常情况下，人的睡眠是严格按照这个时间表进行运转的。但是，现实生活中，又有几个人能正常睡眠，从而使机体的生理功能正常运转的呢？人体的睡眠系统在夜里是经常会受到干扰的，而针对此还有一个非常专业的名词——"易碎性结构"。简单地比喻一下，就是人体每天都是踩在玻璃上进入梦乡的。正常的睡眠周期分四个阶段，持续时间是70分钟~2小时不等，而且根据每晚的具体情况又有差异，所以人每天的睡眠情况也是处于不断地变化之中的。举个例子来说：如果睡眠时间是10个小时，那么前后5个小时的睡眠是不一样的——在前半夜，每个周期大约持续的时间是70~100分钟，在后半夜就会延长到1.5~2个小时。而每个睡眠周期又分好几个阶段，它们的时间分配大体如下：

浅睡阶段：0~7分钟

较深阶段：10~25分钟

深睡阶段：几分钟不等

深睡阶段：20~40分钟

经过第三、第四个深睡阶段之后，人们又会经历几分钟的浅睡阶段，随后进入第一次梦睡眠，也就是第五阶段——快速眼动睡眠。这个阶段仅仅持续 1~5 分钟就会结束，随后经历接下来的 3~4 个交替睡眠周期。在这几个周期里，我们的深睡眠时间将渐渐地减短，梦睡眠相应增长。尤其是天快要亮的时候，人做梦的次数会明显增多，每次的持续时间为 20~40 分钟。所以，每当早上我们被闹钟叫醒时很有可能就是我们一夜之中做梦时间最长的一段时间。这种概率大约是 30%。

我们现在说的是标准睡眠，但所谓的"标准睡眠"是很难存在的。而睡眠的时间长并不代表我们的睡眠质量就好，我们就能真正的"睡足"。对于少数很快入睡且睡眠时间充足的人来说，他们是严格遵守了自己的"夜间睡眠时间表"。

有很多人说，他们从来都不做梦，这绝对是大错特错的说法——在人的所有睡眠时间里，做梦占了睡眠时间的 1/4，而且这一点对于谁都是一样的。这就催生了另一个问题："人能不能记住自己做的梦？"科学研究表明，我们对梦的记忆，关键取决于我们醒来的时刻。简单地说，就是我们到底是在梦睡眠之中还是梦睡眠后醒来。人只有在做梦过程中醒来，才有可能记住自己的梦。虽然一些专家在经过各种研究后提出了很多关于健康睡眠的一些参考数据，但是那只是理想的状态，没有人可以强迫自己的睡眠以及做梦的时间、苏醒时间达到标准。究竟睡多久才可以让自己达到满足，完全取决于自己的感觉和每个人的生活习惯。其实，"正常"的睡眠是多少？要准确地回答这个问题是很难的。就像我们前面说的，睡眠时间有时是由于我们受抚养的方式决定的，有时是由我们的生理构成决定的。

另外，还有一个十分重要的问题就是：我们什么时间睡比较合适？在这里，我就要强调一下午睡的重要性了。很多人认为，午睡是一种很奢侈的行为，而也有人认为，白天睡觉的人是懒汉。事实上，午睡的人一天的睡眠时间通常也是 8 个小时，只是他们将睡眠分成了两次，两次的时间不等罢了——第一次是 2~3 小时的短时间睡眠，第二次是 5~6 小时较长时间的睡眠。西方的一些科学研究表明，中世纪的人一天的睡眠通常分为三次——午睡、傍晚的小憩、黎明之前的长睡眠。还有研究表示，其实我们的身体结构并不适合一次性的长睡眠，将睡眠分成几段小睡眠的方式才是大自然为我们安排的合理的睡眠方式。这种"多阶段"的睡眠方式在动物界中是最普遍的。现在的社会总是在强迫我们实行"一次性"的睡眠方式，也就是我们夜间的睡眠，但是如果你的睡眠时间比较短，也不用担心，因为有的人天生就是"短觉者"。下面，请回答下列几个问题，如果你的回答都是肯定的，那么恭喜你，你的睡眠时间是理想的：①你入睡快吗？②你可以一觉睡到天亮吗？③你早上醒来感到清醒吗？

时间往往会与平均值产生很大的偏差。每个人的睡眠长度不同，一个人在不同的夜晚，睡眠的时间也是不同的。生活常识告诉我们，人在生病的时候，为了使身体得到很好的休息，吃了药就会让自己蒙头大睡；还有就是在某些特殊情况下，例如婴儿刚刚出生后的一段时间里，会有严重睡眠不足的状态产生……。

2. 不同的季节怎样调整睡眠习惯

一年分为春夏秋冬四个季节，每个季节地球离太阳的距离是不一样的，所以，人们的身体以及生物钟对四季的周期性变化是很敏感的。好的睡眠需要顺应四季更替的变化——季节对人类的睡眠会产生很大的影响。所以，在这一节，我会介绍一下四季对我们睡眠的影响以及我们应该怎样顺应四季的变化来调整我们的睡眠。

我们知道，动物都有冬眠，它们一到冬天就开始睡觉，一睡就是一个冬天——冬眠使它们能够在冰天雪地中存活下来。我们虽然没有动物们那么"享受"，但是，我们的睡眠受季节变化的影响也是很大的。我们知道，冬天的时候，白天时间较短，相对的日照时间也较短，而我们的体内有一种调整睡眠的褪黑素，当夜晚变长的时候，褪黑素的分泌会增多，所以，一般在冬天，我们都想多睡一会儿。于是，被窝成为严寒冬日里对人们的最大诱惑。

既然褪黑素有这样的作用，那么很多人就会想到用人工增加褪黑素的办法对睡眠进行调节。其实，这也不是不可能的事情。在美国，这种药物是可以买得到的，而且这种药物使用之后可以延缓人们变老的时间，延长人们的寿命，所以在美国这种药被人们广泛地使用。可是，褪黑素毕竟是一种药物，而且是一种激素药物，使用后副作用是避免不了的。所以，要想真正的改善自己的睡眠，最好的办法就是让我们人体的生物钟顺应大自然的规律，遵循四季正常的睡眠时间和规律，这样才能从根本上解决睡眠问题，让我们的生物钟变得正常起来。首先，我为大家推荐一个四季的睡眠时间表：

春三月：22：00~6：00　　（8小时）

夏三月：00：00~6：00　　（6小时）

秋三月：20：00~6：00　　（10小时）

冬三月：20：00~8：00　　（12小时）

下面，我来详细地为大家分析一下为何要这样睡眠。

（1）春季睡眠。"一年四季在于春"是我们经常挂在嘴边上的话。我们都知道，春季是万物百废待兴的时节，"春三月，此为发陈，天地俱生，万物以荣"。人也是一样，在春天，人也应该是充满阳气和活力的。早在《黄帝内经》中就有云："夜卧早起，广步于庭，被毛缓行，以使志生"。这是在告诉我们，春天来了，我们要少睡觉，要做到晚睡早起，经常去户外散步，锻炼身体，使自己的身心都沉浸在大自然之中。这也是春天人体顺应自然规律的表现。

此外，虽然春天天气有时会突然变暖，但整体上还是比较寒冷的，所以春季是流感的高发季节，人们一定要根据天气情况适当的增减衣服，尽量避免流感、支气管炎、肺炎等疾病的侵袭。而前面我们虽然说了春季需要早起做运动，但是也不要很早起来立即进入运动之中，应该"被发缓行"，当我们的身体做好充足的准备之后再进行稍高强度的运动。

春季我们还要尽量保持心情愉快，不要动不动就生气，所谓"肝为气"，春天一定要重视对肝的保养，护好肝。

（2）夏季睡眠。夏季是天地万物生命力最强盛的时期，是一个生机勃勃的季节。人也是一样，夏季人体的生理功能会渐渐地进入高峰期，大脑也会处于长时间亢奋和清醒的状态。夏天的睡眠，和春天一样需要"晚睡早起"，但是不同却最重要的一点是睡午觉。子时的时间段是在半夜11点到1点之间，子觉就是在子时之前入睡；而午觉的时间就是中午11点到1点之间。夏天我们容易起得很早，等到工作到中午时，人的体力消耗是很大的，再加上午餐之后，脑供血不足，人是很容易产生困倦之意的，若是不睡一觉的话，下午就会处在浑浑噩噩之中，更别谈什么工作了。我国中医学上强调睡子午觉的重要性。按照中医上的说法，中午12点对应的是心，是心神工作的时间，所以需要将身体的气血流入心内，让心进行足够的保养和休息，所以中午的时候，一定要放下工作，安心休养。也许在其他季节，午觉可有可无，但是在夏季，一定要有——这对身心的保养是很有好处的。

（3）秋季睡眠。春天睡眠以"生"为主，而到了秋季，就应该以"收"为主了。秋季不像春天那么生机盎然，也不像夏季那样活力四射，它是一个成熟的季节，生命的身体状态也慢慢地进入了一个相对平衡的状态。所以相对于夏季的"张扬"，秋季更应该做到的是"内敛"。这个时节，秋高气爽，为人类的睡眠创造了一个极佳的睡眠环境，如果有条件的话，要尽量保证在晚上8点入睡，最晚也不要超过10点。除了早睡之外，也要早起——秋天早起，会让你有一种"神清气爽"的感觉。

虽然人们在秋季睡眠状况会渐渐地改善，但是如果不注意的话，睡眠质量仍旧会受影响。要想自己的睡眠不受影响，人们需要注意以下几点：

1）睡前不要进食，以免造成消化不良。

2）睡前忌茶，忌酒，以免引起神经亢奋导致失眠。

3）睡前不要张口，以免吸入灰尘和冷空气引起腹部不适，而且这还会伤到肺部和胃部。

4）睡前注意保暖，不要吹冷风。

5）睡前不要让情绪过于激动。

秋季最需要保养的部位是肺，人们有必要让肺部时刻处于一种清爽的状态。

（4）冬季睡眠。"冬为阴令，冬主收藏"，冬季天寒地冻，为藏季。这时候人需要收集阳气，因此需要每天保证充足的睡眠时间，要"早睡晚起"。事实上，不需要我过多地讲解大家也应该能够感觉到，我们的身体在冬天其实本就已经自动调整为睡眠模式了，所以就形成了我们冬天爱睡懒觉的习惯。这是一种正常的生理反应，同时也是我们身体内部褪黑素的作用所致。冬季睡眠，要注意睡眠质量的提高，要时刻保持一种"深睡眠"的状态，只有在深睡眠之中，我们的机体细胞才可以快速地得以生长和修护，快速地吸收氧气和营养，以便于能量的储存，使身心健康。反之，浅睡眠则会严重影响睡眠质量。

想要注意的是，冬季锻炼尽量不要出汗。这是因为，冬季为藏，我们的精血都需要保存起来以做备用。这时候，若是出很多汗就像于泄，容易引发精血不足，四肢无力。

冬季，我们主要需要保养的部位是肾。肾者为水，我们五脏六腑的精气都是藏于此处的。若是肾出了问题，那么就是"城门失火，殃及池鱼"了，这对我们全身的影响都是很大的。所以，冬天要尽量减少做爱的次数，否则到了春季，很容易得阳痿。

冬季以子时入睡最佳。冬季需要"藏"，需要"收敛"，需要"早睡晚起"。中医建议每天亥时（21：00~23：00）休息；子时（23：00~次日1：00）入睡。因为子时是阴气最旺盛的时段，过了这个时段就转为阳气最盛的阶段了，所以子时入睡最养阴，睡眠质量也会是最好的。

 ### 3. 顺应生物钟，遵循睡眠节律

通过对广州市的睡眠调查，我们发现一个现象：广州人都有"通宵看电影"的特殊习惯。而通宵看电影，人体内的生物钟就会受到干扰，人的神经系统的调节能力就会减弱，从而导致人的神经系统功能紊乱，使人产生一系列的身体反常现象，例如失眠、头晕、视力减退。对于中老年人来说，还会因为过度的疲惫，产生夜间多梦、高血压以及心脑血管疾病等。

那么，生物钟是什么？它的原理、作用和影响，它对睡眠的意义又何在？这些一定是很多人关注的问题。生物钟，就像是一个自控钟，时刻调节着机体，让机体的每一部分都能够协调有节奏地运转，不管是微小的单细胞草履虫，还是到身为万物之长的人类，体内都有一个控制节律的生物钟，这个生物钟发出的信号也控制着生命体激素的分泌，体温的上升与下降，血液的循环与更新，细胞的繁殖与修护等，这些都是大自然的产物与创作。

所以生物钟对生命体的作用和功能也就显而易见了：就是控制生物休息和活动的时间，提示生命体什么时候该做什么事情。就拿吃饭来说，当我们饿了，大脑就会告诉我们："饿了，该吃饭了"，即使有人为了减肥不想吃饭，但是饿意已袭来，他们也知道该到吃饭的时间了；当我们吃饱后，大脑又会发出指令，告诉我们可以停止吃东西了，而这时我们自己也会产生充盈感。以此类推，睡眠是同样的道理。睡眠也是一种生物钟现象，在长期的生活实践中，每个人都养成了自己的睡眠习惯。虽然每个人的睡眠情况与自己的睡眠习惯相关，但是也与"睡眠-觉醒周期"的生物钟是密切相关的，而且很多人对于白天－黑夜的规律也十分敏感。由此可见，生物钟不是被动、继发的应答反应，而是存在于生命体内部的主动反应。每个人都有自己的生物钟，即使对于那些从事"三班倒"的工作人员来说也是如此。虽然他们有时晚上工作，白天睡觉，但是他们依然遵循规律的周期循环，这也是生物钟正常运作的表现。但如果频繁地打乱自己的生活节律，生物钟也就会受到影响，例如会出现内分泌失调、神经错乱、记忆力减退等症状。

前面我们还提到了生物节律。那生物节律又是什么？人的生物节律分为哪几种？生物节律是不是受外界环境的影响？

为了解答这些问题的困惑，前心理学家卡莱特曼和尤金·阿瑟瑞斯基以及一位同事做了一个实验：首先他们做了一张特别的作息时间表，并且严格地按照上面的时间规划自己的生活——他们在灯光下持续照射了 19 个小时，然后再将自己置于黑暗中 9 个小时，借此观察 28 个小时的时间周期对人体节律的影响。实验结果显示，其中两个人开始渐渐地适应 28 小时的周期，第三个人却依然保持着原来的昼夜节律规律。这个实验说明，在人体的内部，真的存在一个固定且稳定的 24 小时节律。还有实验表明，人在一天中会出现两次精力高潮期，在这两个时间段里，人的精力是十分旺盛的，一次是上午的 8~10 点之间，一次是傍晚的 6~7 点之间。所以，如果遇到比较困难、

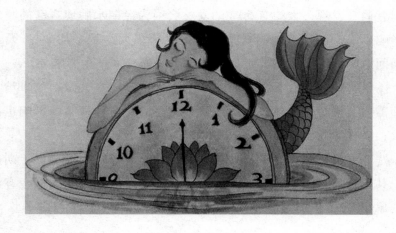

比较棘手的工作和任务，可以选择在这两个时间段进行，这样可以很好地提升工作效率。

其次是生命节律的种类。科学表明，人的生物节律大体上分为三种：昼夜节律，长于一天的节律和短于一天的节律。昼夜节律大家应该比较熟悉了，就是人们所习惯的白天工作，夜里睡觉。这一节律对人体的生命节律尤为重要，没有它，我们的生命活动会一团糟，所以，没有特殊情况，我们尽量不要违背这一节律。而长于一天的节律，又具体被分为：周节律、月节律、年节律。说到周节律，实则就是我们在一周的时间里所形成的生活以及上下班的时间规律。一般的上班族是可以遵循这一节律的，但是对于轮班制和执勤制的工作人员来说，就需要修改自身的节律，以此来适应随机的生活节奏。对于这部分人群来说，做好每周的作息时间表是很有必要的，长此以往，也是可以形成适合自己的一套生活节律的，而且这对于改善睡眠也是有效的。

说到月节律，感受最深的应该是女性朋友，而且月节律对于女性的睡眠质量影响也是很大的。女性的生理特点成为影响睡眠的重要原因之一。我们都知道，女性要经历月经、怀孕、分娩、更年期几个重要的阶段，而睡眠周期的好坏是受各个时期激素变化的影响的。在月经期间的各个阶段，女性的身体会发生变化，而这些变化可影响睡眠。有调查发现，大约有50%的女性会因为经期水肿使自己的睡眠受到影响，而每次月经期间对睡眠的干扰频率大约是平均2~3天（月经期间对睡眠的干扰主要是通过体内激素的升降产生影响的）。

怀孕的女性就更不用说了，虽然怀孕是一件令人激动的事情，但是却需要耗费很大的体力。而怀孕对女性的身体和情绪的影响也都比较大，例如焦虑、紧张这些不安的情绪都会影响睡眠。

处于更年期的女性由于雌激素水平的改变会产生很多更年期的症状，其中最典型的就是潮热。据统计，36%的更年期女性都会有潮热的现象出现，也就是浑身发热、出汗的现象。每周大约平均出现

3次，而就是这3次，会使女性1个月大约有5天睡眠质量不会很好。

女性独特的生理现象决定了女性的睡眠质量通常要比男性差一些，而且女性比男性进入深睡眠的难度也更大一些。所以，作为女性，睡眠时间每天应该比男性多大约20分钟才能满足自身的生理需求和能量的需要。很多女性都会出现月经失调等妇科疾病，其中一大部分的原因其实就是不规律的睡眠引起的。医学研究表明，女性1个月要经历四个时期：月经期、卵泡期、排卵期、黄体期。月节律的一般周期在29.5～36天，这对女性的睡眠质量可产生很大的影响。多数女性在这方面的体会应该都比较深刻，但是很少有人对这个问题给予重视，并且采取有效措施。

月经期间，女性应该特别注重自己的睡眠质量，而关于如何拥有一个优质的睡眠质量也是我们这本书要讲的主要内容，希望广大女性能够高度重视自己的睡眠。

年节律，就是一年365天。我们每个人都无法摆脱年节律的影响，就像过圣诞节、过元旦，我们总是会被过节的气氛所感染。一般情况下，我们每个人每年都需要有一段长假来调整自己的身心，在这段时间里，能够踏踏实实地睡觉，使全身上下彻彻底底地放松，从而养精蓄锐。

此外，年节律对睡眠还有另外一个影响——11、12月份的时候，我们的睡眠时间一般要比夏天长。这是因为冬天光线较弱，天黑得早，亮得晚，所以人们的困意出现得早于平时，但是光线的唤醒刺激却比平时来得晚。因此，大多数家长都会有这样的体会，冬天在早晨叫孩子起床要比其他时候困难许多。

最后是短于一天的节律，而半日节律是其中十分重要的一条，是将一天分成两份，各12个小时。所以每到中午，人们都会感到昏昏欲睡（这是受半日节律的影响），就有了午睡的重要性。对于午睡的重要性，前面已经讲过，每天中午来一个小憩，对改善睡眠质量是很关键的。

除了中午的时间人们会感到疲乏之外，其余的时间，你的精力起伏情况，你有没有感觉到呢？精力起伏变化的具体反应，其实可以用一句话来概括就是有没有情绪。其表现是，我们有没有做事的欲望和精神，我们是不是感觉到清醒。研究表明，人的精力处于高峰期的时间是下午 3 点钟左右，所以"一日之计在于晨"的说法也就不攻自破了。

一天当中，人的各项生理机能达到高峰期的时间也不相同。比如，人类的清醒程度在 19 点钟是处于最高水平的，感知力的高峰是在 18 点，敏捷度和反应程度在 16 点达到最高值，人的机体以及神经系统的协调能力则是在 15 点就达到了最高值。对于中小学生来说，可能也会感觉到，自己记忆力的最佳时间是在上午 10 点到 11 点之间，所以这个时间记东西，是效率最高的时候。而对于那些将要去看牙医的患者来说，这个时间段，人的疼痛敏感程度也是最强的，所以，应该避开这个时间段去看牙医……多了解一些人一天中的精力起伏情况，对于调整我们的作息时间，发挥各项生理机能的最大潜力是很有帮助的。

综上所述，各种生理机能处于一种和谐的运作状态时，之前讲的所有节律，都会有条不紊地进行。否则，就会发生不同程度的紊乱，并且直接影响"睡眠-觉醒"周期的平衡。

所以，认真地对待有关生物节律的常识，对于帮助我们更好地了解身体的需要是很有必要的。只有我们把一天的时间做到舒张有度，根据自身精力的起伏状况安排我们的工作和生活，才能够更好地把握时机，发挥我们的潜力和才能。

说到睡眠，不得不提的就是"熬夜"两个字。正常的睡眠不足为奇，但是熬夜却是毁坏我们正常睡眠生物钟的杀手。现代社会，经济迅速发展，不断膨胀的物欲让人们尤其是上班族都停不下脚步——他们为事业奔波以至于废寝忘食，无以复加；还有越来越多的人需要在夜里使自己得到情绪的释放，出入于酒店、网吧、桑拿房。这就使熬夜大势所趋。但这种生活习惯严重影响了我们的睡眠，打破了我们的正常生物钟习惯。长久持续下去，对人的毁灭性会是灾难性的。因此，我们需要顺应生物钟，使自己的生活规律化。这就需要我们做到下述的六条：

（1）遵循作息规律，按时睡觉和起床，保证睡眠的时间和质量。

（2）克服睡眠障碍，保证每天在相同的时间起床，这个过程中还可以借助一些专业睡眠专业医师的帮助。

（3）解除周日睡眠障碍，保证周五和周六晚上准时上床睡觉，早晨按时起床。

（4）用光照治疗生物钟紊乱。有时，由于光源的原因，会让大脑把晚上误认为早上，早上误认为晚上，所以，当你困了却不想睡觉时，不妨到室外活动一段时间，建立规律的生活节律。当然，自己做一个"日光源"也可以起到同样的效果。

（5）合理调节倒班中的生物钟。由于社会需求和分工的需要，倒班的工作方式严重剥夺了很多人的正常生活规律和睡眠质量。因此，我们要合理调节倒班中的生物钟。首先我们要逐渐把"时针"调整好，把活动时间推迟一些而不是提早一些；其次，就是前面提到的光线，对于倒班制中的人们来说，白天应该尽量使自己处于一种比较暗的环境中工作，而到了夜晚，可以将光线调亮再工作；最后，对于轮班工作的人来说，调班的次数不要太频繁，最好是1个月或大半个月轮一次，否则，实在不利于人的身体健康。

（6）遵循规律的就寝程序。习惯成自然，睡眠也不例外，养成一个好的睡眠习惯，遵循一个规律的就寝程序是至关重要的：

首先，在每晚睡觉的前一个小时，尽量做好要睡觉的准备，不要进行太过剧烈的运动，不要苦心钻研，关掉电视，熄灭电灯，使自己的卧室处于一种平静安详的状态，从而使自己的身体处于一种放松的状态，这样便能使人昏昏欲睡。

其次，必须让这套程序变得明确和严格起来，一旦执行了就要坚持下去，始终如一，不要放弃。

最后，每晚的就寝时间必须明确和一致，我们可以用闹钟和定时器来强制自己的睡眠时间和起床时间——每天几点睡觉，几点起，都应该是固定的，就算是在特殊情况下，上下幅度也应不超过 30 分钟为好。这样，我们的睡眠才能形成一个良好的生物钟，规律并且有效。

二
养成正确的睡眠习惯

对于一个经历过高考的人来说，我是能够深刻体会到睡眠的重要性以及一个良好的睡眠和生活习惯对于身体健康的影响有多大。记得那时，大家都在争分夺秒地进行着紧张的考前复习——废寝忘食、夜以继日地做着繁重的功课，经常是忘了时间，忘了身体，拼命三郎般地苦读。好像面对一个人生中如此重要的转折点，这么做是理所当然的。但现在回想起来，真是觉得不应该这样做。

毛主席说过："身体是革命的本钱"。没有健康、精力旺盛的身体，又何谈其他呢？记得那时，为了备考而晕倒的同学有很多。因为营养不良、低血糖、脑供血不足等原因，让惜时如金的学子们纷纷倒下了，而究其最根本的原因，就是因为睡眠习惯长期异常而导致睡眠质量太差，最后形成一个恶性循环所引起的。

可见，养成良好的睡眠习惯是多么重要。中医上讲究：三分调，七分养。意思大体是说：当人的五脏六腑出现异常症状或者失调时，可以通过服用一些保健品或者一些有益身体健康的食物进行调理，但这只占三分。最重要的是通过日常生活中的饮食起居、运动、睡眠、情绪、锻炼等来形成一个自然良好的生活习惯，让自己的身体逐渐恢复一种顺应天地自然的规律，这样方能真正促进人的身心安康，最终使自己的五脏六腑全部归于和谐和健康的状态。

1. 我们为什么需要高质量的睡眠

在我们还是胎儿时就已经学会睡眠了，有人做过这样的统计，假如每个人每天都能保证 8 个小时的睡眠，并且能活到 70 岁，那么我们这一生花费在睡觉上的时间就高达 20 多万个小时。面对这样庞大的数字，有人会发出这样的疑问：人的生命是有限的，更是宝贵的，花这么多的时间在睡觉上值得吗？

当然值得！因为睡觉和吃饭、学习一样，是每个人生命中不可缺少的部分，更是一种需求。外国科学家经过试验发现：身体健康的人在不吃饭的情况下生命可以维持三个星期；但如果三个晚上不睡觉，人就会出现心情烦躁、记忆力减退、行动迟缓、思维能力下降等情况，甚至还会出现幻觉，以至于不能很好地处理生活和工作中的琐事。由此可见，睡眠对于我们来说是多么重要。

我国古代有句谚语："吃得好不如睡得好，睡觉能治百病。"而英国著名戏剧家莎士比亚就曾经将睡眠形象地比喻成"生命宴席上最昂贵、最有效的滋补品"。在 20 世纪 90 年代初，世界卫生组织将"睡得香"定为人类身体健康的重要标志之一。现在的高科技并没有给人

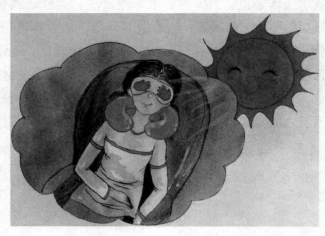

们带来太多的满足感和幸福感，而且有越来越多的人希望回归大自然，因为他们向往古代人的那种"春眠不觉晓，处处闻啼鸟""不觅仙方觅睡方"的生活方式。

人通过睡眠来保持大脑的清醒和身体的活力，并且睡眠对人体产生的效能是其他活动不能弥补的。如果人们得不到充足的睡眠，不仅会出现食欲不振、精神萎靡、工作效率降低等情况，还有可能会患胃溃疡、高血压、厌食症、肥胖症、各类心血管疾病以及心理疾病等诸多困扰人类身心健康的疾病。所以说，睡眠对于人类来讲是非常重要的生理活动，可以帮助我们更好地生活。具体来讲，睡眠对于人类有以下几个方面的作用。

（1）促进成长发育。我国古代就有"一瞑大一寸"的说法，可见睡觉对人们特别是处于发育期的青少年是非常重要的。正是因为这样，人类在婴儿时期就得有充足的睡眠。科学实验发现婴儿在出生后的很长一段时间内，大脑的发育以及身高、体重的增长都是在睡眠中完成的。医学研究发现，婴儿在熟睡的阶段，是与婴儿发育密切相关的成长激素分泌最旺盛的时候。睡眠可以使处于生长期的人体内的生长细胞分裂速度加快，从而使骨骼发育加快，并且使肌肉变得发达。

（2）增强记忆力。从医学角度来讲，人的记忆力是属于一种生理现象和心理现象，并且是一个极其复杂的程序系统。据科学研究发现，人的大脑每10秒就可以接收1000多万条信息，储存上百亿条信息。然后由大脑皮质对这些信息进行分析、处理、总结，最后将处理好的信息贮存到颞叶的皮质表层以及附近位置。当人们处于睡眠状态时，机体的耗氧量将会减少，而大脑中的血液流动速度以及氧气的供应量却是相对增加的，这对于人们提高记忆力有非常好的帮助。另外，充足的睡眠可以使人变得思维敏捷、反应迅速，从而提高人们的工作能力和学习能力。

美国哈佛大学医学院麻省脑健康中心的斯蒂克高德在一次实验当中发现，睡眠和记忆力之间存在非常密切的关联，而他的实验同时证明了只有人们每天有充足的睡眠，才可以保持精力充沛。这项研究也同时证实了另外一个学说：人的记忆是在睡眠时期完成的。人在睡眠时，大脑会进行可以制造或增强记忆痕迹的化学和物理变化。如果人们没有充足的睡眠，就很难将所学的技能、知识以及真实的信息正确地编织到记忆当中。

（3）储存能量，恢复体力。睡眠是人体补充能量以及恢复体力的重要生理过程。因为人在睡眠期间，人体的新陈代谢会变得十分缓慢，从而消除身体的疲劳感。另外，睡眠也可以有效改善人的肠胃功能，增强人体的消化功能，使身体更加充分地吸收所需要的营养成分，有利于各个器官制造人体所需的能量物质，为第二天的活动做准备。人在睡眠时，人体的体温和血压都会有不同程度地下降，呼吸和心率也会变得缓慢，身体内的新陈代谢的速度也会减慢，从而达到恢复体能，贮存能量的目的。

（4）增强免疫力。充足的睡眠可以有效提高人体的免疫功能。美国科学家曾在人的晨尿中提取出一种名叫胞壁酸的催眠物质，这种化学物质不仅有催眠的作用，而且对人体的免疫功能有非常好的促进作用。当人们缺乏睡眠、过度疲劳时，人体内胞壁酸的浓度就会降低，从而致使人体免疫力下降，这时病原体就会乘虚而入，而各种生理疾病就会随之而来。但是等到人体有充足的睡眠以后，体内的胞壁酸就会增加，人体的免疫功能就会得到改善。

在现实生活中，相信每个人都曾有过这样的经历：每当感冒或者发热以后，睡上一觉，醒来后症状就会得到一定的改善。这是因为人在感冒以后，病原体会释放一种名叫干扰素的物质，提高人体的免疫能力，而睡眠可以促进干扰素的分泌。

（5）保持润泽的容颜。当人们处于睡眠状态时，气血归于体内，皮下和内脏毛细血管循环增多，营养代谢得到改善，这对于皮肤组织细胞的修复有很大的帮助。另外，睡眠还可以有效提高抗氧化酶的活性，加快毒素的排泄速度，保持皮肤光泽。相信很多人都会有这样的经历：如果出现失眠或者加班熬夜的情况，第二天就会出现非常严重的黑眼圈；如果长期缺乏睡眠，脸色就会变得苍白或者蜡黄，皮肤就会变得干涩、粗糙，缺乏原本的弹性和光泽，脸上的皱纹增多，使整个人看起来异常苍老和没有精神。而睡眠可以保持容颜的润泽，所以人们也将睡觉称为睡美容觉。

（6）保持身材的苗条。日本最新研究成果表明，人体内的生长激素分泌不足是导致肥胖的重要原因之一。生长激素的简称 HGH，是人体自行分泌出的天然激素，其主要功能是促进人体骨骼的增长，加快人体脂肪的燃烧。随着年龄的增长，人体内的 HGH 的分泌量就会下降，而到了 30 岁以后，HGH 的分泌量就会迅速下降，这也就可以解释为什么有那么多的男性在 30 岁以后会出现啤酒肚了。虽然有很多人想借运动和 20 岁时的饮食习惯来保持身材，但是他们很难以此保持标准体重。

日本科学家还发现，睡眠时期是 HGH 分泌最旺盛的时候，尤其是人在进入睡眠后的 90 分钟以后。可见，保证充足的睡眠对保持身材是有一定帮助的。

（7）延年益寿。我国在古代的时候就有"能睡者，能食，能生长"的说法。它的意思是说，睡眠好的人，他就会有很好的食欲，并且能够延年益寿。目前，在很多养生类的书上也都提到了睡眠有延年益寿的作用。我国唐代著名诗人白居易在年少时体弱多病，到了中年就已经满头白发，而且牙齿出现了脱落的现象（这就是未老先衰）。但他非常注重动与静的调和，并长时间地保持午睡的习惯。他曾在文章中写道"食罢一觉睡，起来两瓯茶。举头看日影，已复西南斜……"正是因为他常年注重修身养性，并且注重睡眠质量，强调杂食养身，所以在医学不发达的古代，他能够活到 74 岁。

由于如今社会老年化的日益加重，老年人的身体健康也就成了全社会关注的焦点。近年来，越来越多的科学家经过调查研究表明，大部分身体健康的高龄老人都有良好的睡眠习惯，并且睡眠质量都非常好。

（8）促进身体健康。人在睡眠时，就会"切断"与外界的一切联系，阻断各种生理刺激，对抚平心灵创伤、消除烦恼有非常好的帮助，从而可以有效地减轻心理以及精神上的压力。所以，我国古代就有"睡眠能治百病"的说法。

在现实生活中，也有越来越多的人认为"美美地睡上一觉"可以让人的思维变得清晰，从而可以解决很多棘手的问题。除此以外，科学研究表明，充足的睡眠可以有效地稳定情绪，抑制人们亢奋的精神，使沮丧的精神变得兴奋，从而促进人们的心理健康，降低人们患抑郁症、焦虑症等心理疾病的概率。

（9）可以促进生理疾病的康复。早在清代的时候，当时著名学者李渔就提出了"睡眠是良药"的医学观点。他认为充足的睡眠除了对某些感染性疾病外，对于消化系统疾病、呼吸系统疾病、心血管疾病以及肠胃疾病以及精神疾病，都有促进康复的作用。据现代医学研究表明，睡眠有助于受损细胞的修复。所以说，充足的睡眠可以有效地促进各种疾病的康复。一位英国医生就曾经说过："睡眠是治疗感冒以及发烧等感染性疾病的良药"。

虽然在高节奏下生活的人们在巨大的工作压力下往往会忽视睡眠这一项人类最基本的生理需求，但是充足的睡眠却可以使人保持身心的健康。

2. 怎样才能拥有一个规律的睡眠习惯

大学生作为一部分特殊群体，他们的睡眠情况很值得社会各界给予关注，而作为即将踏入社会的国家栋梁，他们的身心健康也尤为重要。那他们的生活作息时间，睡眠时间到底又是怎样的呢？为此，记者对广东省的一所大学进行了采访。采访中，有的人说："我其实很早就躺在床上了，就是刷刷微博，看看微信，然后就不知不觉又到了12点……"。还有人说："我经常熬夜玩游戏，白天补觉，但是晚上又睡不着了，感觉已经恶性循环了！"……

通过对十位学生进行采访，记者发现，竟然没有一个人晚上能在11点之前入睡——多数人都是在12点以后入睡，更有几个人是在凌晨3点才睡觉！如此颠倒黑白，又怎么能保证白天有一个好的学习和生活状态呢？

不仅作为学生需要有一个好的作息时间来保证自己有充足的精力面对学业，对于我们每一个人来说，都应该有一个良好的、规律的生活作息习惯和睡眠习惯——只有将自己的生活时间变得规律起来，我们的人体才可以形成一个稳定的生物钟，身体的各部分机能才可以处于一个有条不紊的运行状态，而也只有将自己的睡眠时间规律起来，我们才能够保证充足的睡眠时间和精力。

对于最佳睡眠时间的研究，我国的中医在两千多年前就创立了一套时间医学——子午流注，这对于我们建立起良好的睡眠有很好的借鉴作用。下面，我们具体来了解一下：

子时：就是晚上11点到凌晨1点之间。在这个时间段里，我们人体的胆经活动是最旺盛的时期。胆对人体的作用是十分重要的，《黄帝内经》中有云："凡十一脏皆取于胆"。所以，在这个时间段，我们一定要上床就寝，并保证让自己能够睡着，这对我们的健康是十分有利的。否则，长期晚于这个时间睡觉，我们的胆就会出现问题，例如出现胸闷、胸痛、口干舌燥、面无光泽、记忆力减退等。

丑时：是指凌晨1点到凌晨3点之间。这个时间段肝经最旺，所以我们的肝脏需要在这个时间段进行休息。医学常识告诉我们，在我们的肝脏里是没有痛觉神经的，所以我们就会很容易忽视肝脏的异常症状。因为即使他在工作过程中已经感到很辛苦了，你也是感觉不到的，但是长期下来，人是很容易出现视觉疲劳、易怒等症状的。《黄帝内经》有云："卧则血归于肝"，所以那些经常加班到深夜的人们要注意了。

寅时：是指凌晨 3 点到凌晨 5 点。在这个时间段，肺经最旺盛。肺是掌握人气体交换的"传令官"，主要功能就是调节人体的气体交换。肺如果不好，很容易产生呼吸系统方面的疾病，而且肺不好，我们的睡眠质量也不会好。《素问—灵兰秘典论》中有云："肺者，相传之官，治节出焉"。

卯时：指凌晨 5 点到早晨 7 点之间。此时间段肠经活动最旺盛，它决定着我们早晨起来的排便情况。我们都知道一个常识——便秘是所有疾病的源头。当累积了很长时间的宿便无法排出时，毒素就会在我们的体内慢慢积累起来，严重影响我们的身体健康。所以这个时间段一定要睡好，然后建议第二天起床之后喝一杯温水，接着去蹲马桶，长期形成习惯，我们的肠道就会变得通畅起来。

可见，夜间睡眠对于身体的养生是多么重要。表面上看，我们的睡眠是静态的，但实际上我们的五脏六腑在夜晚是"轮班执政"的，而只有拥有规律的睡眠时间才可以保证它们按顺序有条不紊地进行生理活动。否则，若是其中一部分受到影响，必会牵一发而动全身，损害我们的身体健康。

稳定的作息时间不仅仅体现在夜间的睡眠，从早晨到来的那一刻起，我们就应该做到条理分明，并将这种好习惯贯穿于一天的工作和学习中去。

坚持早起，可以让人神清气爽。研究表明，最佳的起床时间是每天早上 7 点钟之后。过早的起床会诱发心脏病，所以人们不宜起得太早。

起床之后，首先要喝一杯温开水——人在一夜的睡眠之后，很容易缺水，血液也会变得黏稠，而早上喝一杯温开水对于促进血液循环，缓解便秘、皮肤干燥、眼睛疼痛是很有帮助的。

第二，早餐前刷牙的时间尽量在 7：30 到 8：00 之间，或者饭后半个小时刷牙也可以，长此以往，可以防止蛀牙的产生。

第三，务必要吃早餐，早餐对人一天的营养起着至关重要的作用，可以维持人正常的血糖平衡。不吃早餐很容易让人产生低血糖的症状，长期下去，对身体的损伤是很大的。

第四，有研究表明人的思维在每天早上醒来后的两个小时以后是最为敏捷和灵活的，所以最佳的开工时间是 9：30 左右。

第五，现在人们在工作中都会经常使用电脑，可是如果我们的眼睛长时间对着电脑的话，眼部的肌肉会失去灵活性，引起眼部干涩，视觉疲劳，所以，工作之余，我们一定要隔一段时间，离开电脑进行休息，每个小时让自己的眼睛休息 3~4 分钟。工作之余，我们还要记得补充一些水果和蔬菜，以满足人类对热量和维生素的需要。而每当下午的 14：30~15：30 之间，我们最好打个小盹。每周最好保证睡三次午觉，每次的时间应不低于 30 分钟。这是人体每天必要的缓冲时间，可以大大减少患心脏病的概率。

第六，晚上 10 点之前，最好将电视机关掉，防止过度的刺激大脑而使我们难以入睡。当然，睡前在床上躺着看电视也是坚决不被允许的。

第七，睡前最好洗个热水澡，因为热水澡可以降低人的体温，让我们的睡眠变得更香。

最后，努力让自己在晚上 11：30 之前睡下，这样我们才能够保证一天 7 小时的睡眠。

以上所讲的是比较普遍、比较常规的一些做法，还有一些比较有效的方法或者说是技巧，大家也可以借鉴一下。

不知道大家有没有听说过达·芬奇睡眠法，而所谓的达·芬奇睡眠法，其实就是定时短期睡眠延长工作法：即调节睡与不睡的硬性规律，提高时间的利用率。简单地说，就是通过劳逸结合的方式来提升我们的工作效率。具体的做法就是，每工作 4 个小时睡 15 分钟，这样一天我们花在睡眠上的时间仅有 1.5 小时，从而达到延长工作时间的做法。这一做法的有效性得到了证实，不知过了多少年，克拉胡迪奥·斯塔皮——一位意大利的生理学家参照达·芬奇的这一做法，对一位航海员做了长达3个月的睡眠工作实验，结果发现，这位航海员的机体反应、记忆运算、逻辑功能在实验前后没有任何变化。1.5小时，就可以让我们既得到充分的休息，又可以高效率地工作，这充分说明了达·芬奇的这一方法不仅可以满足人体生理代谢的需要，还预示着人类的身体生理方面蕴含着无限的潜能。

还有一种说法就是，睡眠的时间并不会对我们的睡眠质量、醒来后是否清醒起主导作用，关键是我们的睡眠周期是否合理。科学证明，每个睡眠周期的正常时间是90分钟，其中65分钟是正常的睡眠阶段，也就是慢相睡眠期；20分钟是快相睡眠期，也就是做梦的阶段；还有5分钟又是快相睡眠期。这个理论还指出，如果你的睡眠时间是90分钟的倍数，那么你的睡眠质量是可以保证的，而且是可以改变你的人生的。比如1.5小时，3小时，4.5小时，6小时，7.5小时……上面的这些就是你应该得到的也是最佳的睡眠时间，这也是顺应了人的生理需求。当你关掉闹钟睡觉，醒来时会发现时间正好是90分钟的倍数，这个90分钟，就是我们所说的睡眠周期。

缘于这个理论，哈佛校园里的一个研究小组曾对一群志愿者做过一项视觉实验，要求志愿者在快速运动不规则的图案中找出指定的那个图案。他们将志愿者分成3批：先睡过90分钟的，没睡过的，睡过一晚上的。结果发现，那些睡过90分钟的志愿者比没睡的志愿者视觉反应更灵敏，而且竟和那些睡过一晚上的志愿者的反应度一样！由此可见，睡眠周期对于我们维持一个稳定健康的睡眠质量和身体健康是多么的重要。

但是，想要将自己的睡眠调整到一个合理的周期性习惯，我们应该怎么做呢？

任何坏习惯都是可以慢慢改变的，我们需要坚持一个循序渐进的过程：开始时我们可以持续2~3天提前5分钟起床，这样1周之后你就可以提前15分钟起床了，而1个月后你便可以提前1个小时起床。

如果你希望更早地起床，那么你就坚持每周每天提前 5 分钟起床，并且坚持 2~3 个月；如果习惯已经培养成，你还必须要严格坚持早睡早起的生活作息习惯，持之以恒，这样你不仅可以把自己的身体改善得更加健康，还可以为自己创造更多的学习和工作时间。

需要重点强调的是，尽量避免熬夜——经常熬夜的话，我们的身体会出现失眠、焦虑、抑郁、健忘等疾病，从而使我们的身体机能和内分泌系统严重紊乱。我们知道，人体内血液中的淋巴细胞是维持人身体免疫力的主力军，睡眠不仅能够消除疲劳，还可以增强体内的免疫力，帮助我们抵抗疾病的困扰。因此，现在的生活节奏虽然很快，人的生活充满了压力和奔波，但是，即使再忙碌，也要保证一天 7 小时的睡眠时间。

3. 摒弃不良习惯，养成好的日常习惯

"日出而作，日落而息"，一天 24 小时，我们的身体内部生理活动也是遵循一定的昼夜规律的，而且我们的器官也是交替运作，相互协调而工作的。正是因为器官之间的自我调节，才保证了人体各部分的需求。如果我们严格执行良好的作息制度，定时起床休息，身体内的生理活动就会井然有序地进行调节。反之，经常打乱睡眠规律，等到再想恢复的时候就没有那么容易了——当人体内的生理性物质已经习惯了一种变化，要想回到正常的状态就需要花费很长的一段时间。所以我们务必使自己的作息时间规律起来，尽量不要熬夜。

其实，在日常生活中，我们只要对自己的行为进行小小的改良就可以帮助我们改善睡眠：比如白天我们要尽量坚持 2 个小时以上的体育运动。"生命在于运动"，长久不进行体育运动人也会"生锈"，而且运动和睡眠也有着千丝万缕的联系。适当地进行体育运动，可以促进大脑皮质分泌一些抑制兴奋的物质，从而缓解疲劳，加强新陈代

谢，促进我们的深度睡眠，而且这能使我们形成一个良好的睡眠循环模式。

很多失眠患者在进行一些体力劳动或者体育运动后往往会使症状得以改善。而有经常锻炼身体习惯的人的睡眠质量往往很好。对于成年人来说，比较有效地改善睡眠的运动是一些规律的耐力运动，像走路、游泳、爬山、骑车、跳绳等。（每周坚持 4~5 次，每次持续 40~60 分钟最好）；对于老年人来说，像太极拳、体操、广场舞、散步等，都是让身体保持年轻活力，增进骨骼修复的灵丹妙药；对于高血压患者来说，不管是运动还是养生，最主要的就是"适度"。汉代名医华佗曾经说过："人体欲得劳动，但不当使极耳"。所以，对于高血压患者来说，无论选择何种运动方式，都应该根据自己的体质、血压高低来适当调节运动量，尽量让自己感觉舒服舒适。而且，运动时尽量做到动静结合——二者结合起来，能够帮助大脑的神经系统更好地调节，使血管阻力下降，从而达到促进血液循环、改善体循环的功效。

在人体内有一种叫做褪黑素的物质，是由大脑中的松果体分泌的。科学家指出，人体的睡眠质量就与这种物质有很大的关系：这是一种可以控制精神兴奋，使大脑处于抑制状态的物质。所以当褪黑素的分泌足够多时，我们才可以产生睡意，尽快进入睡眠状态。可是如果大脑中这种物质释放得不足，再加上紧张焦虑的情绪，大脑就会长期处于亢奋的状态，我们就会容易产生失眠、多梦的症状。所以，褪黑素在人体中的重要性也就不言而喻了。

可是，怎样才会产生这种叫做褪黑素的物质呢？褪黑素只有在比较黑暗或者阴暗的环境中才可以被分泌出来，而在阳光充足的地方这种物质是很难分泌出来的，所以，经常晒太阳对我们的睡眠就显得十分重要了——如果白天我们多晒太阳，那么脑部的褪黑素就会被抑制，而到了晚上，松果体就会发生反弹，从而分泌更多的褪黑素，让我们更快地进入到睡眠的状态。

其实，晒太阳不仅可以改善睡眠，还有很多功能，比如能够补气调血、驱除寒气等。以下是中医专家总结出来的晒太阳的好处以及晒太阳的方法。

（1）晒头顶补阳气。我们知道，头顶是所有阳气聚集的地方。百会穴位于头顶的正中，所以晒太阳的重点就是晒头顶。

（2）晒后背调气血。人的前为阴，后为阳，很多的经脉和穴位也都分布在后背，所以，晒后背可以调节五脏六腑的气血。当我们在户外晒太阳的时候，要尽量让自己的后背朝向太阳。此外，人体的后背有两个穴位十分重要，那就是命门和肾俞，而如果场合允许，也可以将衣服撩起来主要晒一下这两个穴位。经常晒可以补充肾气。

（3）晒腿脚驱除寒气。很多人经常会手脚冰凉，而且这在冬天尤为明显。在中医上这是因为阳气不足引起的，而经常晒腿脚可以帮我们驱走寒气。晒太阳的时候，将我们的腿脚裸露在阳光下，能加快钙质的吸收，从而预防骨质疏松。每次晒太阳的时间以半个小时最好，同时用双手按摩腿部的足三里穴，这样可以起到延缓衰老的作用。

（4）晒手心。在我们的手掌心有个十分重要的穴位叫做劳宫穴，经常按摩此穴可以起到清心安神的功效，而经常晒手心则可以起到养生的功效。晒手心的时候，要将双手掌摊开，将掌心朝向阳光。长期晒手心可以帮助我们缓解疲劳，促进睡眠。但不要在紫外线太强的时候晒太阳，这样很容易灼伤皮肤。

说起生活习惯，就不得不强调一下吸烟、嗜酒以及饮用一些烈性富有刺激性的饮料对身体健康和睡眠的危害了。

美国的一项研究表明，吸烟会对人体的睡眠造成一定的损伤和影响。该研究组的研究人员挑选了 40 名吸烟者和 40 名不吸烟者进行试验。通过监测，研究人员对两类人在睡眠时的脑活动进行了记录，结果显示在睡觉的时候，吸烟者的大脑要比非吸烟者的大脑皮质更加活跃。也就是说，吸烟者的睡眠质量更加不好。究其最根本的原因，就是烟草中尼古丁的干扰。

很多人会觉得吸烟的人特别的"潇洒"，但是你可能不知道，烟草中的化学有毒物质可达 4000 多种，而且其中大约有 40 多种是可以致癌的。调查显示，全世界每 10 秒钟，就有一人因为吸烟而死亡，并且有逐年上升的趋势。吸烟会造成 40 多种致命的疾病，像食管癌、肺癌、胃癌等。身体内的呼吸系统、循环系统、神经系统对烟草中的有害物质十分敏感，甚至连免疫系统都会因烟草中的有害物质土崩瓦解。

科学家研究证明，烟草所散发出来的高浓度烟雾会产生大量的内毒素，它会引发人体呼吸道感染，从而导致支气管炎、哮喘。同样，吸烟对睡眠也会有很大的干扰。研究结果显示，重度吸烟者往往很难入睡，并且易醒。而"二手烟"也使被动吸烟者打鼾的概率大大提升。所以，吸烟对身体是百害而无一利的，对于睡眠来说，它严重干扰了吸烟者的"觉醒-睡眠周期"，导致他们失眠。所以，应戒烟。

饮食习惯对我们生活各方面的影响都比较深远，其中包括睡眠。饮食习惯不健康，会导致人们产生很多与消化系统有关的疾病，影响人们的睡眠。我们的身体为了保持健康运转，需要摄入多种营养素，所以我们的饮食需要多样化，因为没有任何一种食物的营养素是包含所有营养的——水果、蔬菜、五谷杂粮、肉类等都是我们补充各种营养素的重要来源。每天我们都应该适量地摄入这些食物，以保证我们身体的营养均衡。

首先我们要保证摄入充足的维生素。有研究表明，如果食物中缺乏维生素 B，就会产生睡眠问题。所以，多吃一些富含维生素 B 的食物对人们的睡眠很有好处（猪牛羊的瘦肉部分、鲑鱼、沙丁鱼、鸡肉、金枪鱼、大豆均含有维生素 B）。

其次镁的摄入也很关键——镁是影响睡眠的重要因素，多吃含有镁的食物可以减少我们夜间醒的次数（绿色蔬菜、水果、坚果均是镁的重要来源）。

再者，我们要摄入足够的水。我们的身体每天需要 1700~2300ml

的水才能补充一天所损失的液体。但是，多数人的喝水量都远远不能达到要求，也很少有人会意识到缺水是导致睡眠不好的重要原因。所以，要想拥有良好的睡眠也要多喝水。但不要过量。

毋庸置疑，现代的人们在晚餐的饮食习惯上也存在着很大的误区。人们总是在晚上吃得太多太饱，也吃得太油太辣，有的人甚至为了减肥不吃晚餐，这些做法都是不对的。"早上吃得像皇上，中午吃得像王子，晚上吃得像乞丐"，这是在告诉我们，早餐需要吃好，午饭需要吃饱，晚上需要吃少。所以，一日三餐的比例应该是4：4：2。这样，如果你在晚上10点钟睡觉，就可以拥有很好的睡眠。

值得一提的是，晚饭应该少吃，最好是吃一些粗粮，尽量保证晚餐时间在睡前4个小时之前，这样才能够保证人们拥有优质的睡眠。而有些人喜欢吃夜宵，为不影响睡眠，喜欢吃夜宵的人一定要选择有助于肠胃消化的食物，且不要吃得太多。吃多了会使我们的肠胃肝胆等背上很重的负担，在你应该睡觉的时候，它们还在工作，这样势必会影响你的睡眠。而有的人因为减肥长期不吃晚餐，这会使他们营养不良，血液循环变差，最终导致他们拥有劣质的睡眠质量。

饮食会增强身体的新陈代谢，释放热能，使我们的体温升高，所以，睡前1个小时最好不要吃东西，如果刚刚吃完东西就去睡觉，那是很难入睡的。

总之，人们只有摒弃掉不良习惯，养成良好的日常习惯，才能拥有好的睡眠质量。

 4. 想要甜甜地入睡，就要做好睡前调理

睡前调理，会因人而异。简单的睡前调理法可以这样概括：首先，睡前要保持身体和心理上的清净（也就是"静心"），不要进行高强度的脑力活动和体力活动，不要激动、发怒、烦忧深思，而且睡前不要吃得太饱，"胃不和而卧不安"就是说得这个道理；其次睡前做适量的运动可以帮助人们很快进入睡眠状态；再者，一些辅助的办法可以十分有效地帮助人们入睡，比如热水浴、泡脚、按摩等。

夏天，天气比较炎热，人们的情绪也起伏不定，容易急躁，从而引起失眠。而还有人认为睡前吃东西对身体不好，同样影响睡眠。是的，睡前吃东西确实不好，吃得太多会影响我们的睡眠。但是，"药补不如食补"，有一些食物不仅不会影响人的睡眠，睡前食用反而会让人体放松，促进人的睡眠。比如说，睡前喝杯温牛奶或者是蜂蜜水。牛奶中含有丰富的色氨酸，这种物质有使神经镇定的功效，而且牛奶中的钙含量也很高，它可以帮助我们的大脑充分发挥色氨酸的功能和潜力，所以，睡前喝牛奶是具有催眠作用的。

在睡前，我们通常要进行刷牙、洗脸、洗澡、上床、读书、祈祷、熄灯等活动。但是还有许多人，他们让睡觉之前的这段时间变得格外忙碌——他们无法停止忙碌的思维，将白天的工作带入睡前的这段时间，或者将白天的一些烦心事逐个过滤一遍；也有很多人喜欢在床上读书，认为那是一件特别享受的事情。但是床是用来休息的，不是用来工作和娱乐的！虽然很多人觉得在床上读书能够让人的身心比较放松，可以使我们的脑子不用想白天烦恼的事情，同时身体还可以保持一个自己认为十分舒服的方式，但是读书是脑力活动，它需要我们集中精力深入到书本里面去，这样大脑就失去了休息的目的。因此，睡前尽量不要在床上读书。

养成一个好的睡前习惯对拥有好的睡眠是很必要的。睡前我们应有意识地让我们的大脑处于一个放松、清净的环境中，为睡眠做好充分准备。

中医保健学认为，睡前调理的重点就是环境，而关于环境的问题，在第四章我会重点描述，在这里，先简单地说明一下它在我们睡前习惯中起到的作用。

"孟母三迁""近朱者赤，近墨者黑"都强调了环境对于人的影响是巨大的。对于睡眠来说也是一样，只有在一个舒适恬静的环境中，我们才能够保持轻松的情绪，从而甜甜地入睡。

合理地调整自己的睡眠环境，是睡前的一个好习惯。我们知道，如果处于一个热闹嘈杂的环境中，人的心跳就会加快，血压升高，心神不定，烦躁不安，就别说睡觉了。

值得注意的是，我们睡觉的卧室，一定要保证有充足的空气流通，从而保证睡眠时的供氧量充足。而且尽量使自己的卧室简单一些。当然，卧室的温度也要适中——温度过高过低都会影响睡眠。

总之，要想甜甜地入睡，人们就要做好睡前调理。

5. 要想睡眠好，睡前泡脚、洗热水澡

脚对人体的作用至关重要。人的脚就像是树的根，树要枯败时，首先从根衰竭。人也是一样，人老脚先衰。所以古往今来，医学上就很重视对脚部的保养和锻炼，并且发明了一系列按摩脚的方法来治疗人体疾病——人的脚底分布有可以反射全身的神经线，而且脚底的每一个穴位都是和我们的五脏六腑相通的。

古代就有一种说法："热水洗脚，胜吃补药"，宋代诗人苏轼也有诗云："主人劝我洗足眠，倒床不复闻钟鼓"，形象地说出了洗脚的好处。在日本城市生活的人都有一个好习惯，就是每天晚上睡觉前都用温水泡脚来缓解一天的疲劳。

热水泡脚是帮助人们睡眠的好办法——当人们用热水泡脚的时候，身体里更多的血液都会流向下肢的末梢血管，因而大脑的供血量就会相对减少，人就会很快产生困倦感。

脚部的血管分布很多，用热水洗脚可以使脚部的毛细血管扩张，加强血液循环的速度和新陈代谢；脚部分布有众多的神经末梢，热水泡脚可以对这些神经末梢产生刺激，从而使大脑皮质得到抑制，让人

心神安宁，轻松入睡。

经常用热水泡脚可以减缓人的衰老。人的双脚支撑着人体所有的重量。我们一年四季用脚部进行活动，很容易使双脚受损，老化，肌肉萎缩，而所谓"人老足先老"就是这个意思。用热水泡脚可以对脚步的经络穴位进行软化，按摩和刺激，从而改善脚部的血液循环，使脚部经络顺畅，让人行走起来更加步履矫健。长期坚持下去，还可达到延缓衰老的奇特功效。

不可思议的是，每天晚上用热水洗脚还可以帮助我们防治很多疾病。我们知道，脚部分布有全身各个部位的神经分支，脚部一旦受寒，会经过神经的反射，导致上呼吸道血管局部温度下降，进而产生收缩反应，这时，人体的抵抗力减弱，就容易患上感冒。而经常用热水泡脚却可以很好地预防感冒，增强人体的免疫力。

此外，在泡脚的过程中，用双手搓足心可以加速血液循环，温暖我们的下肢。而且，搓揉足心还可以对五脏六腑起到很好的调节作用，而对于一些体内有虚火的人来说，还可以降低肾部的虚火和浊气，从而对冠心病、高血压、失眠、心悸、身体发冷、水肿等起到预

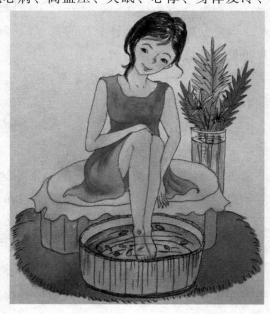

防作用。

既然泡脚的好处那么多，我就向大家介绍一些泡脚的小技巧和小方法。

首先，泡脚最好使用一个较深，底部面积较大的木桶，而为了增加泡脚的效果，最好让水泡到我们的小腿部（水温以 42～45℃ 为宜）。泡脚的过程中双脚要不时地相互摩擦，而且要经常往桶里面加热水，以达到理想的泡脚效果。

泡脚的时间不宜太长，最好每次不超过 30 分钟，否则，身体的其他部位容易失血。还有，饭后不要立刻泡脚，最好在半个小时之后进行，否则，会造成胃部的血液供给不足。再者，泡完脚后不要立刻睡觉，最好用手对脚部进行按摩，这样能起到很好的保健作用。

以下这些泡脚小偏方也有各自良好的功效。盐泡：在水中加入两大勺盐泡脚，能够起到杀菌的效果，也可解决便秘问题；醋泡：水中加入 3 大勺白醋泡脚，可以使皮肤更加光滑富有弹性；酒泡：温水中放入一瓶米酒泡脚可以使血液循环加快；姜泡：泡脚水中加入几块姜，可以散寒、除湿；柠檬泡：温水中加入几片柠檬泡脚，可以起到顺气醒脑、预防感冒的奇效。

而改善睡眠的另一种方法就是热水浴。睡眠不好的人，每天睡前可泡个热水澡（水温设置在 40℃，泡澡的时间控制在 15～30 分钟）——热水澡对于促进全身血液循环、调节神经系统、舒缓紧张情绪、释放精神压力是有很好的效果的，而对于治疗失眠和保健来说，盆浴的效果会更好一些。

那怎样进行热水浴，才可以最大限度地改善人的睡眠呢？

（1）将浴室的位置放在温暖且没有风的环境中，浴室的温度应该保持在 20～25℃，而且要通风。

（2）洗热水澡的时候不要吃得过饱，也不要饿着肚子。这是因为，人在饥饿的时候，体内的热量和血糖的含量都相对较低，但是洗澡的时候我们是需要消耗掉大量的热量的。所以，饿着肚子沐浴很容易出现由于血糖较低而导致的晕眩，甚至跌到。但是吃得过饱沐浴，又会使全身的血管扩张，而胃肠以及身体内脏里的血液也会被分散到身体的表层，从而导致消化系统出现供血不足，进而导致消化不良。

（3）调好水温。沐浴时的水温因人而异，正常情况下最适宜的水温是 38~42℃。温度太高，体内的热量不能很好地散发出去，人会因此大汗淋漓，如果这时候碰到冷风侵袭，人很容易得重感冒。

（4）沐浴的时间不要太长。在浴室待得过长，体力消耗会加大，氧供给量会严重不足，进而会引发血压升高。尤其是患有冠心病或者心脑血管疾病的人，尽量不要使用盆浴，而使用淋浴，这样会避免心肌梗死或者脑血管意外的发生。

（5）对于那些患有皮肤病和妇科疾病的人来说，最好不要使用盆浴，以免引起感染，应尽量使用淋浴。

三
什么样的睡姿能够
提高睡眠质量

睡姿是人在睡眠过程中的肢体语言，而它是一种受潜意识控制的行为，所以它所传达出的信息很少具有欺骗性质，能够真实反映人的内心活动。每个人都会有自己的睡姿，有的人喜欢侧卧，有的人喜欢平躺，还有的人在睡觉时没有固定的姿势。据中国睡眠协会的官方数据显示：在中国有60%的人习惯于仰睡；有35%的人习惯于侧睡；有5%的人习惯于伏睡。其中，中国人认为侧睡更有利于人的身心健康，而伏睡会给心脏造成强烈的压迫感，从而造成心脏疾病的发生。其实，每一种睡姿都有优缺点，比如左侧卧会将心脏紧紧保护在胸廓中，不会受到太大的压迫，但是左侧卧会加大肩周炎的发生率。据美国最新医学调查统计显示，习惯于左侧卧的人，患心脏疾病的概率要比那些习惯右侧卧或俯卧的人群低70%左右。对此，有关医生解释道："人在左侧卧的时候，身体的重量会给心脏造成轻微的压迫感，让心脏得到有效的锻炼，从而减少患心脏疾病的可能性。"

如此看来，世界上没有绝对有利于人身心健康的睡姿。除了患有某种特殊疾病的人会有一种特定的睡姿要求之外，身体健康的人可以选择任意一种睡姿，只要自己感到舒服即可，没有必要去刻意强调或追求某种固定的姿势，因为人睡觉的主要目的就是放松肌肉，缓解自己的疲劳感，而舒适的睡姿不仅可以帮助人们消除疲劳，还可以帮助人们尽快入睡。

1. 什么样的睡姿最科学

在现实生活中，很多人会认为睡觉只要自己觉得舒服就行了，没有必要刻意强调睡姿。对此，北京朝阳医院呼吸科主任医师郭兮恒解释："通常而言，人的睡姿具体可以分为三种，分别为仰卧、侧卧和俯卧。一般身体健康的人可以选择任意一种睡姿，只要自己感到舒适即可。但是不是所有的睡姿都可以适用于任何人，在选择睡姿的时候，要因人而异，尤其是那些患有心血管疾病、高血压、心脏病以及呼吸系统疾病的人，更要注意睡姿的选择，否则不仅会影响睡眠质量，还会导致病情的加重"，另外，郭兮恒医生还分别介绍了以下三种睡姿的优缺点。大家可以根据自身的身体情况，正确选择适合自己的睡姿。

（1）仰卧。据中国睡眠协会的一项调查数据显示，在中国有60%的人习惯于仰卧，而一些睡眠专家也认为仰卧是最适合人类睡觉的姿势。在传统的中医学上将仰卧称之为"尸卧"，其优点是不会给人体造成压迫感，减少心脏疾病发生的可能性。在众多睡姿当中，仰卧是一种最简单、舒服的睡姿。人们在仰卧时可以保持头、颈以及颈椎处于自然的生理曲线，而这一特点是其他睡姿所不具备的。睡眠专家还指出仰卧还可以有效避免胃酸反流，因为人们仰卧时，枕头会将头部高高抬起，使人处于一种自然的状态，不会让胃部高于肠道而引起胃酸反流。

值得一提的是，仰卧还可以有效避免皱纹的产生以及防止胸部下垂。因为人在仰卧时，脸部的皮肤不会受到外界作用力的干扰和牵拉，从而减少皱纹产生的概率。

虽然仰卧的优点很多，但是缺点也是存在的。其主要缺点是，人们在采用这种睡姿时，身体的四肢都只能固定伸直，从而不能达到全身放松的目的。在腹部压力增大时，仰卧容易使人产生胸闷、心慌等感觉。另外，人们在仰卧时会不由自主地把双手放在胸前，这样会增加人们做噩梦的可能。而由于仰卧还容易造成舌根下垂、呼吸道堵塞，所以患有呼吸道疾病的人群不适合仰卧。

（2）侧卧。侧卧可以分为右侧卧和左侧卧。古今很多医学家都认为，侧卧是适合各类人群的最佳睡姿，尤其是右侧卧。同时他们也给出了相应的解释，由于人的心脏位于人体胸腔的左侧，所以采用右侧卧可以减轻心脏的压力，改善血液循环，从而提高胃脾等器官的供血量。另外，右侧卧还有利于胃中的食物流入小肠和十二指肠，从而有利于食物的消化和吸收，而同时也可加强人体新陈代谢的速度。

中国著名睡眠大师张熙指出，人们在采用右侧卧睡姿时，不仅全身肌肉会在睡眠的过程中得到有效放松，还会保证呼吸通畅，使心、肺等器官的生理活动量降到最低，从而改善人们的睡眠质量。所以，右侧卧特别适合那些患有呼吸道疾病的人。

另外，由于心脏所受的压力减轻，肺部供氧量充足，所以用右侧卧的姿势睡眠，大脑能够得到充分的休息，人也更容易进入深层睡眠。

对此，传统中国医学也提出了类似的观点：人类正确的睡姿应该是右侧卧，并且双腿微微弯曲。因为这样会使心脏处于高位，不受压迫；而肝脏处于低位，可以保证全身的供血量，有效促进人体的新陈代谢；在重力的作用下，胃内的食物朝人体的十二指肠推进，可以促进食物的消化吸收。另外，右侧卧还可以使人的全身处于放松的状态，维持平稳的呼吸，使人心跳减慢，血液循环畅通，从而使大脑、心脏、骨骼、肌肉等得到充分休息和充足的氧气供应。

综上所述，侧卧是一种仅次于仰卧的睡姿，特别是对于孕妇来说。一般而言，如果准妈妈怀孕已经20周以上，这时候采用仰卧的话，腹中胎儿的重量可能压迫脊椎前的腹主动脉，造成从主动脉到子宫的血液流动缓慢，从而降低胎儿的供氧量和供血量，影响胎儿的发育和成长。所以，对于怀孕中的准妈妈来说，侧卧是一个不错的选择，而且最好选择左侧卧，因为右侧卧会使正在孕育胎儿的子宫自然地向右旋转，从而会使子宫过于倾斜，造成分娩困难。

（3）俯卧。在现实生活中，只有5%的人习惯于俯卧睡觉。俯卧通俗地来讲，就是趴着睡。由于俯卧可以有效地减轻人体对于脊椎的压迫，所以俯卧特别适合有脊椎疾病的人。不过他的缺点也比较明显，会对心脏以及肺部造成压迫，影响人的正常呼吸，如果婴儿采用俯卧可能会致使婴儿猝死。另外，患有呼吸系统疾病、心脏病、脑栓塞等疾病的人也不适合选用俯卧。

当然，对于一个身体健康的人来说，大可不必拘泥于自己的睡姿，因为通常情况下，人们不会保持同一种姿势睡一个晚上，大部分的人会在睡觉的时候不断地变换睡觉的姿势。一般而言，一个人会在睡眠期间将睡眠姿势变换20次，因为这样更有利于人们消除疲劳。

舒适的睡眠姿势可以有效消除人们的疲劳感，但以下的睡眠姿势却会让人们越睡越累。

（1）枕着手臂睡。在现实生活中，很多人会习惯于枕着双臂睡觉。这个姿势可能会让你在入睡的时候感到很舒服，但是睡醒以后就会出现双臂发麻以及肌肉酸痛的现象。这是因为人们在枕着臂膀睡觉

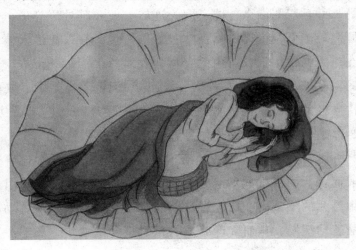

时，头部的重量会给手臂造成压迫感，阻碍手部的血液循环。而且，枕着手臂睡觉很容易对颈椎和肩周造成压迫，从而严重影响人们的睡眠质量。

（2）蒙着头睡。有人喜欢在睡觉的时候蒙着头，特别是在冬天的时候。通常，喜欢蒙头睡觉的人会觉得蒙着头睡觉很有安全感。其实不然，蒙头睡觉不仅会严重影响人们的睡眠质量，而且会降低人们的记忆力。

（3）坚持"高枕无忧"。虽然我国自古就有"高枕无忧"的说法，但是"高枕"真的可以做到"无忧"吗？答案是否定的。人在睡眠过程中枕头过高是很容易对脊椎造成伤害的，而且枕头过高会使身体呈现一种极不正常的睡眠状态，从而严重影响睡眠质量。当然，枕头也不是越低越好，枕头过低容易造成脸部水肿。我国睡眠专家郭兮恒教授指出，在选择枕头的时候，最好选择那种不管是侧卧还是仰卧都适合人睡觉的枕头，通常以能保持颈椎在睡眠的过程中呈现正常生理状态为标准。那些习惯于仰卧的成年人，其枕头的正常高度一般为8~10cm，那些习惯于侧卧的成年人，其枕头的高度一般为10~12cm。

 ## 2. 孕妇、婴儿与病症患者的睡眠姿势

中国著名睡眠大师张熙教授明确指出：虽然对于大多数身体健康的人来说，没有必要过分在意自己的睡姿（因为人在睡眠的过程中不可能只用一种睡姿，会进行多次翻转，从而使身体得到充分的休息），但是对于某些特殊人群，比如说孕妇、婴儿以及患有某种疾病的人而言，选择合适的睡姿是很有必要的。因为正确的睡姿不仅可以改善他们的睡眠质量，而且对他们自身存在的疾病症状也有缓解作用。

来看看以下特殊群体的正确睡姿：

（1）孕妇的正确睡姿。女性在怀孕期间，肚子会越来越大，而在怀孕期间选择正确的睡姿对孕妇来说十分重要。那么什么样的睡姿才真正适合孕妇，才更有利于其腹中胎儿的生长呢？

一般来讲，侧卧是孕妇的最佳睡眠姿势（准确地说应该是左侧卧）。北京协和医院儿科主任医师鲍秀兰曾指出，孕妇采用左侧卧可以使腹部肌肉得到放松，保持呼吸通畅，促进血液循环，有效避免子宫对肾脏、静脉以及盆腔的压迫，保证心脏的排血量，维持肾脏的功能，并有效减少水肿的发生，提高子宫的供血量以及婴儿的营养供给，进而有利于腹中胎儿的成长发育，降低胎儿的早产概率。而且，左侧卧还可以使右旋子宫转向直位，有利于异常胎位的纠正。此外，如果孕妇白天左侧卧4个小时，对预防和治疗妊娠期高血压疾病也可以起到很好的作用；左侧卧还可以保证孕妇下半身血液回流通畅，从而有效缓解子宫对输尿管的压迫，预防下肢水肿、痔疮的发生，而且可有效防止或减少体内水钠潴留。

如果孕妇采用右侧卧的睡姿，特别是在怀孕6个月以后，会不利于胎儿的生长发育。因为孕妇在怀孕时，子宫会自然地向右旋转，而右侧卧会使子宫进一步地向右旋转，从而使为婴儿提供营养的血管受到牵拉，影响婴儿营养和血液的供应量，造成胎儿出现缺氧的情况，严重时还会引起胎儿窒息，甚至死亡。

虽然前面我们讲过仰卧是公认的最好的睡眠姿势，但孕妇最好不要采用这种姿势——孕妇在怀孕8个月以后，如果长时间地仰卧，就会出现头晕、心慌、发冷、血压降低等症状，有时还会出现神志不清以及呼吸急促等现象（医学上将此类症状称为妊娠期仰卧综合征）。而且孕妇在仰卧时，沉重的子宫会给脊柱造成巨大的压力，并压迫脊柱旁的血管，使血液循环受阻，造成心脏供血量不足，从而使身体的其他器官的供血不足，进而会出现一系列血压下降的症状。这样不仅不利于孕妇的身心健康，还会对胎儿造成严重影响。

湖南省中医院妇科主治医师谢建兰曾在《健康快车》中提醒广大

的孕妇以及家属，在选择正确睡眠姿势时应该注意，不管是晚上睡眠，还是白天午休，都应该采取左侧卧。切不可采用仰卧，否则极有可能会产生妊娠期仰卧综合征，从而引起产期抑郁症的发生，影响胎儿的发育。

（2）婴儿的正确睡姿。婴儿的睡眠需求量远远大于成年人。睡眠不仅可以使婴儿得到充足地休息，而且也有助于婴儿骨骼和智力的发育。所以，婴儿的睡姿也就成为很多人比较关心的一个问题。婴儿的睡眠，也需要采用正确的姿势，这样才能够保证他们拥有良好的睡眠质量，使他们健康成长。所以，作为父母，应该让孩子保持一个良好的睡眠姿势。但是，哪种睡眠姿势是最适合婴儿睡眠的呢？其实到现在医学界还没有达成一致的共识。现在，我只能将各种睡眠姿势的利弊介绍给各位父母。

1）趴睡。由于婴儿的颅骨缝还没有关闭定型，所以睡姿会对婴儿将来的颜面和头颅的外形起到关键性的作用，因此，就有很多父母希望自己的孩子能够趴着睡，因为他们想通过让孩子趴着睡，使孩子的头部长成椭圆形。

说到趴睡，我想说的是，当胎儿还没有出生的时候，他们在妈妈的子宫内正确的姿势是腹部朝内，背部朝外的蜷缩状，这样的姿势可使胎儿更加具有安全感，使胎儿睡得更香，进而促进胎儿神经系统的发育。而趴睡的姿势还可以使胎儿胸部、背部、腰部、颈部的肌肉群得到适度地扩张，从而促进胎儿四肢肌肉的健康生长。此外，趴睡还能防止婴儿因胃部食物反流产生呕吐、胀气等不良症状。

虽然婴儿趴睡的好处很多，但是也有一些需要妈妈们注意的地方：①患有一些先天性疾病的婴儿不适合趴睡，像是患先天性心脏病、先天性肺炎、哮喘、先天性巨结肠症等疾病的婴儿不适合趴睡。②但有一些婴儿却很适合趴睡，像患有胃食管反流、斜颈的婴儿。这样的姿势可以帮助他们缓解病情。而对于那些下巴比较小、舌头比较大的婴儿，趴睡是十分必要的。此外，还有一种比较特殊的情况就是当婴儿想要呕吐时，让他趴下，等食物流出来后再让其躺下。③刚出生没多久的婴儿头部的控制力还不是很好，若是被床上一些柔软的东西遮住或者阻塞了鼻孔，就很容易引发窒息的危险。所以，千万不可以对婴儿使用那种甜甜圈形状的枕头，并让其在上面趴睡，这是很危险的。

2）侧睡。前面我向大家说到过侧睡对人的好处很多，于是很多家长就会理所当然地认为这种睡眠姿势也是一种很适合婴儿的睡眠姿势，认为婴儿侧睡可以使他们的肌肉完全放松，向右侧睡还不会压迫心脏，又可以促使胃中的食物向十二指肠自然流动。但是，由于婴儿的牙齿还没有发育齐全，所以总是朝着一边睡会使婴儿的牙齿参差不齐。而除了牙齿，此时的婴儿颅部、面部和颌部的发育也都不完全，经常朝向一边睡会使一边的顶角突出，影响今后的骨骼平衡发育。

3）仰睡。有人说仰睡是最不利于婴儿睡眠的一种睡眠姿势——婴儿仰睡会导致其睡眠没有安全感，睡不安稳；经常仰睡，会使婴儿头的前后径变小，左右直径变大，面部变圆；婴儿仰睡还会导致期舌根后坠，阻碍呼吸道的通畅，进而产生窒息的危险；仰睡也不利于婴儿全身肌肉的放松，从而影响呼吸和血液循环。此外，1岁以内的婴儿如果经常仰睡，会导致头部变形，枕骨扁平。但是从最近医学的研究上来看，仰睡其实并不是人们想象的那样——实验表明，仰睡其实

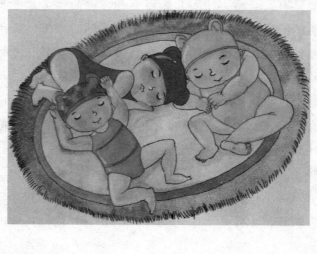

对婴儿的发育是没有害处的，而且可以预防婴儿猝死综合征。所以半岁以内的婴儿是比较适合仰睡这一睡眠姿势的。

（3）患有某种生理疾病的患者。据科学研究发现，不良的睡姿会使某些疾病的症状加重，所以人们在睡觉时要选择合适的睡姿，这就要求人们首先应考虑到自身的身体情况。以下是一些常见病症者需要选择的睡眠姿势：

1）肺结核。两边的肺都出现病变的患者，最好选用仰卧；只是右侧肺出现病变的患者，最好选用右侧睡；只是左侧肺出现病变的患者，最好选用左侧睡。

2）心肌炎、哮喘、心力衰竭。患有这些病的人，适合采取半躺半坐的睡姿，这样可以促进肺部的血液循环，减少肺部淤血，增加大脑供氧量，对病情的缓解有非常好的促进作用。

3）胃溃疡。通常医生会建议胃溃疡患者采用右侧卧的睡眠姿势。因为胃部开口是朝右的，如果患者采用左侧卧，容易造成胃酸的回流，引起胃部灼痛。

4）心脏病。尚未出现心衰现象的患者可以采用右侧卧，已经出现心衰现象的患者，可以采用半卧位或仰卧，以保证呼吸的顺畅。在这个时候，千万不要采用左侧卧或俯卧。

5）腰背痛。最好的睡姿是侧卧睡，这样可以使全身肌肉得到放松，有效避免肌肉紧张所造成的神经压迫。

 ## 3. 不良睡姿是导致颈椎病的罪魁祸首

虽然我国古代就有"坐如钟，站如松，卧如弓"的说法，但是现在却只有少数人才能做到这些基本行为准则。尤其是睡姿。人们为了睡的舒适而发明了弹簧床，而睡姿一般也是由着自己的性子来，怎么舒服怎么睡。其实，这样的做法是不正确的——睡眠专家郭兮恒教授就曾指出，不良的睡眠睡姿不仅会影响人们的睡眠质量，还会引发某种疾病，从而影响人们的身心健康。其中，颈椎病是最典型的并发症。

张某是北京某互联网公司的一名会计，由于长时间地坐在电脑前，所以他不到 30 岁就患有很严重的颈椎病。他曾向朋友这样抱怨："我今年才 30 岁，可患有颈椎病却已有 5 年的时间了。刚开始的时候我只是在低头看书的时候，脑袋有些发术。后来，由于长时间使用电脑工作，我的颈椎开始变得僵硬，然后就是严重地失眠，睡觉的时候总是感觉血液供应不足，有一种窒息的感觉。后来在朋友的介绍下，我开始拔火罐。但是拔火罐的作用只限于当天，到了第二天晚上依旧睡不着。我也曾经试过推拿，但是效果时好时坏。在工作的时候，我也非常注重姿势，在工作一段时间以后就会起来活动一下，但是颈椎病仍不见好，而且睡眠质量更差了，有的时候甚至会出现彻夜难眠的情况……"

其实，张某只是广大颈椎病患者当中的一员，现在越来越多的上班族年纪轻轻就患上了颈椎病、高血压等老年疾病。通常来讲，长期处于同一种姿势，是导致人们患上颈椎病的主要原因，尤其是睡眠姿势。现在有不少的年轻人尤其是大学生，沉迷于网络游戏，有时候还会打通宵，而为了打游戏时能更方便，他们往往会将身体过于倾斜，这样就会给颈椎造成很大的压力，从而使他们患上颈椎病。

此外，在公交车上补眠的人很容易患上颈椎病——当人在公交车上时，全身肌肉都处于一种放松的状态，各个系统的免疫能力也会有所下降，如果此时车里温度过低或者有冷风对吹，你恰好在车里睡觉，而长期如此，就很容易使你患上颈椎病。

所以说，人们要想摆脱颈椎病就一定要注意睡姿（无论在什么场合）——一个良好的睡眠姿势不但可以维持人的脊椎的正常生理曲度，还可以让人感到身心愉悦，有效调节骨关节的生理状态。根据这一要求，人们在睡觉时应当让胸部和腰部保持正常的生理维度，双膝微微弯曲，采用侧卧或仰卧的睡眠姿势，千万不可采用俯卧。

而对于颈椎病患者来说，床也是影响睡眠的重要因素。从预防颈椎病的角度来看，应该选择那些可以保持脊柱平衡的床，过于柔软的床不适合颈椎病患者，比如说席梦思、水床、棕绷床、钢丝床等。因此，颈椎病患者可以选择稍硬一些的床，这样可以有效地预防颈椎病的发生——它可以有效地调节脊柱的生理曲线。

枕头是维持颈部正常生理维度的重要工具，所以颈椎患者一定要选择一个合适的枕头。而这个"正常"维度指的是人的脊椎与头部是在同一条水平面上的，可以保持颈椎的平衡。所以在选择枕头时，应该选择质地柔软、透气性好、高度适中的枕头，通常以 8~12cm 为宜，切记"高枕无忧"。而枕头的形状最好选择中间低、两端高的，这样的枕头对颈部可起到比较好的抑制作用。

颈椎病患者需要注意的是，在睡觉时一定要注意保暖，以防受凉，加重病情。尤其是在初夏或者晚秋时，由于天气处于多变的状态，所以很容易引起颈部肌肉痉挛或者风湿性关节炎，从而造成颈椎内外失衡，加重颈椎的老化和病变。

那么，在现实生活中人们要怎样有效预防颈椎病呢？具体而言要做到以下几点：

（1）养成规律的作息习惯，避免过度疲劳，并且保证每天要有充足的睡眠。而由于床是用于睡眠的地方，不要在床上进行其他活动，比如说看书、吃零食、看电视等。如果有晚上看书的习惯，那么看书的时候颈部需用靠枕保护。

（2）保持良好的工作姿势，尤其是那些长期伏案工作或者用电脑操作的人。在伏案工作时应保持头颈端正，避免头向某一方向倾斜，给颈椎造成压力。而长时间用电脑的人，应当把电脑放在正前方，并且保证电脑的上缘与视线在同一水平面上。

（3）长期伏案工作或使用电脑的人，每隔一个小时就要休息一下，或者适当地将头向后倾斜片刻，使脊椎得到一定的休息与缓解。

如果有条件的话，可以躺在沙发上，将头靠在沙发背上休息一刻钟左右，或者缓慢地向四周转动脖子，从而达到放松肌肉、缓解颈椎压力的目的。

（4）应当及时纠正不良的睡眠习惯。不良的睡眠姿势是引起颈椎病的主要原因，如果在睡眠的过程中长时间地保持不良的睡眠姿势，会导致大脑和颈椎得不到有效地休息和充分地缓解，从而致使颈椎肌肉拉伤、韧带和关节失去平衡。

（5）多参加一些体育锻炼。适当的体育锻炼不仅具有强身健体的功效，而且对加大颈部肌肉力量以及促进全身血液循环有显著效果，从而减小人们患颈椎病的概率。

 4. 患有不同疾病的老年人要采用怎样的睡姿

我们都知道，老年人是各种疾病的多发群体，而良好的睡姿可以对一些疾病起到一定的辅助治疗的作用。以下疾病是老年人极易患上的疾病，那患上这些疾病后老年人要采用什么样的睡眠姿势才能起到辅助治疗的作用呢？

（1）胃病。患有胃溃疡的老年人最适合右侧睡姿，解剖学讲到：胃部和十二指肠的接口在身体的右侧，所以，采用右侧睡姿可以帮助食物快速地向下输送，有助胃排空。反之，很容易引起胃酸和食糜倒流，胃部会出现灼烧感。但是如果是采用俯卧的话，老年人体内的器官就会受到严重的压迫，所以这是老年人坚决不能采用的一种睡姿。

（2）心脏病。心脏病是老年人群中多发的一种疾病，患有心脏病的老年人最好的睡眠姿势是右侧卧，这样可以使较多的血液向右流动，减轻心脏的负担。同时，老年人睡觉的床也最好有 10~15 度的倾斜角，这样有助于心脏的休息。而若是除了心脏病外同时还伴有心衰，那就比较适合半卧了，这样可以减轻呼吸障碍。但是，患有心脏病的老年人切忌左侧卧或者是俯卧，这样会加重心脏的负担。

（3）高血压。高血压患者最适合采用平卧或者侧卧的睡眠姿势，同时枕头的高度也要合适，一般正常的高度是 15cm。这样做是因为枕头太低会使脑部的血流量增加，加重脑部的负担；但是枕头若是太高，又会使脑部的血流量不足，导致大脑缺氧，加重病情。切记，高血压患者最不适合采用俯卧的睡眠姿势。

（4）脑栓塞。患有脑栓塞的老年人是十分适合采用仰卧这一睡姿的，而如果侧卧会阻碍血流的畅通，特别是颈部的血流，这样会加重血液在动脉内膜损伤处的聚集，形成更加严重的脑栓塞，甚者还会产生脑瘫。

（5）胆结石。胆结石患者最适合平卧或者右侧卧。我们知道，人体的胆囊是瓶状的，当我们采用右侧睡姿时瓶口是朝上的，这样，体内的胆结石就不会掉入胆囊管，进而引发胆痛。切忌左卧，反之会使结石因为重力的作用掉落到胆囊的颈部，引起绞痛。

（6）胰腺炎。对于胰腺炎病患者来说，最佳的睡眠姿势是俯卧。因为我们的胰腺位于身体腹部的底处，俯卧睡可以减缓腹部的不适感，但若是仰卧的话就会使腹胀的病状加重。

（7）肺气肿。患有肺气肿的老年人最适合采用仰卧睡姿，这样可以抬高头部，利于呼吸顺畅，最不适合采用俯卧睡姿，因为这样会严重压迫肺部，阻碍呼吸。

（8）化脓性中耳炎。这类老年患者要坚持朝着病耳一边侧卧，这样有助于脓物的排出；反之，将会使脓液滞留在耳内加重耳部的炎症。

四

提高睡眠质量的心理因素

紧张情绪，顾名思义，就是人类由于自身主观或者外界客观的因素导致的一种心理反应。它就像人饥饿吃饭，口渴喝水一样，是我们每个人生命中不可或缺的一部分。适度的紧张可以激发我们的时间意识和紧迫感，在某些时候对我们的工作和生活是有一定的促进作用的。但是过度的、长时间的紧张，却会对我们的身体造成不可逆转的负面影响和损伤，比如致使我们出现失眠、健忘、头痛、心悸、腰酸背痛等症状，严重时还会致使人长期抑郁，一蹶不振，精神分裂。

前面我们讲到了睡眠，睡眠在我们的生命活动中具有举足轻重的地位，不容我们忽视。但紧张情绪却会对我们的睡眠产生巨大影响，使我们的睡眠质量大打折扣。尤其是在当今的快节奏、高压力的生活状态下，紧张、焦虑几乎成为现代人的通病，而且由于这种负面情绪的泛滥和折磨，失眠也就自然而然地成为一部分的日常疾病。

科学调查数据表明，患有紧张焦虑的患者大约有 70% 同时患有睡眠障碍，中、重度失眠者约占 30%，这些人群以睡眠质量不高、入睡困难、睡眠差、睡眠中断为主要特征。而要想拥有健康轻松的睡眠状态，就要将紧张情绪抛至九霄云外。

1. 安眠之道：放松心情，调节心境

睡眠是由我们的大脑中枢神经系统和脊髓主导，并且配合完成的一个短暂而复杂的反射弧。只有在抑制状态下，我们的大脑神经才能

有效地接受我们的入睡信号，让我们更容易地转入睡眠。所以睡前拥有平和、放松的心境对我们的睡眠至关重要，反之则会导致失眠。了解中医的人都知道，人有七情：喜、怒、哀、思、悲、恐、惊。七情的异常变化会使机体失调，让人心神不宁，失眠乃至彻夜不眠。反之，就会很容易进入睡眠状态。可见，放松心情，调节心境才是安眠之道。那怎样放松心情，调节心境呢？

（1）保证晚上上床睡觉的时候，我们的心情是轻松的。只有将心静下来，方能睡好觉。如果整天忧郁伤感，思虑过多，又怎么能酣然入睡呢？曾有人说过："酒喝半醉，一个人静静地睡去，只要一个软软的枕头，一床暖暖的铺盖足矣，将心平息，自然就可以安然入睡"。想要心息，前提是全身放松，而想要使全身放松，睡觉之前可以做做运动，听听音乐，看会儿电视，而不是苦思冥想、头悬梁锥刺股般的钻研。再者，睡觉时，按照自己容易入睡的姿势睡去，想象着自己面朝大海，春暖花开的境界，让自己的身心如沐春风和花香的洗礼。这样，也可很快入睡。可见，心静、心息是睡好觉的关键。而要想做到这一点，需要借鉴以下技巧。

1）放松情绪。失眠是很多人非常恐惧的事情，而且越是害怕，越是紧张，越是紧张，失眠越严重。所以，即使在失眠的情况下，也应该让自己尽量保持放松与安逸，就像是庙里的僧人，即使是久坐不睡也可以长寿。

2）逆向导引。如果你的思绪已经杂乱到无法入睡，那就顺水推舟吧，不要去控制杂念，而是顺着这个念头去改编故事。这样，大脑皮质继而产生兴奋，刺激疲劳的产生，从而促使你尽快睡眠。

3）微笑导引。失眠的时候，躺在床上，微笑着进行深而慢的呼吸，使全身保持放松状态（必要时，可以多重复几次），往往就可以使人入睡。

4）紧张放松训练。让自己的上肢和下肢以至于全身轮流进行紧张放松训练，等到全身全部放松以后，将双眼微闭，然后将头部以中间为轴，左右摇动，而在摇摆的过程中，你的整个身体也会感觉越来越松散，越来越深沉，用心体会这个感觉，睡意就会渐渐降临。

（2）音乐——最让心灵接近自然的方式。音乐有不同的节奏、旋律、音色、音调，可以促使人们产生不一样的情绪变化。每一位创作者在创造音乐时一定倾注了他所有的情感。音乐就是作者的心灵寄托，所以当我们的情感和音乐所散发出的情感相契合的时候，身心便也得到了解脱。像贝多芬的《命运交响曲》，张若虚的《春江花月夜》《平湖秋月》等，似醇酿，似清泉一样涤荡在我们的心中，让我们身心舒畅。所以，每晚睡觉之前，选一首舒缓轻柔的催眠曲，轻音乐，如《少女的祈祷》《宝贝》以及班得瑞的轻音乐系列，都对改善我们的睡眠有奇效。而且，这也是治疗失眠的灵丹妙药。

（3）性生活创造有力的睡眠反射机制。合理的性行为可以刺激全身的触觉，进而使这种刺激传给大脑。就像按摩一样，肌肉受到刺激与抚摸，血液循环就会加快。性活动中，女性的雌性激素和蛋白质迅速增加，新陈代谢也更加旺盛，此时，大脑也会产生一种物质。这种物质具有安神的作用，能让人很快进入睡眠状态。

性生活中，人的交感神经和副交感神经轮流占优势，二者可以平衡地进行活动，以维持人的身体协调和精神协调，从而促进人的睡眠。

性爱固然可以促使入睡，但绝不能因此将性爱作为能够顺利入睡的工具而滥用，否则，夫妻的感情会"变味儿"。

（4）热水浴帮助睡眠。放松的身心可以使我们的睡眠反射机制达到一个最佳的状态。而洗热水澡就是使我们的肌肉松弛的最好办法之一。所以，有失眠症状的人可在睡前洗个热水澡。

 ## 2. 高质量的睡眠取决于你能否做到"勿想杂念"

唐朝名医孙思邈的人生有102岁之长。这其中的秘诀莫过于他在著名的《千金方》中所提出的："能息心，自瞑目"的睡眠理论。而理学家朱熹经常处于失眠的状态，于是好友蔡元定向他推荐了《睡诀铭》，从此他便能安然入睡了。

《睡眠诀》中提出，睡眠的好坏取决于人能否做到"勿想杂念"。这四个字不仅具有哲理性，还概括了睡境的重要性。那么，入睡前我们应该保持怎样的心境呢？心态静，心灵净。如果睡觉之前我们存有很多的私心杂念，心事重重，忧心忡忡，被琐事所困扰，不仅心态上不能"静"，心灵上也难以做到"净"——容易胡思乱想的人晚上会很容易噩梦连连。

失眠的重要特征就是心理负担过重，彻夜辗转反侧，神魂颠倒。这使人即使强制自己入睡也不能如愿，而且越是想马上入睡，越是睡不着。

所以，睡前要让大脑保持安静平和，切忌恼怒，这就要求你要将思考和处理的事情在上床之前全部处理完毕。很多人在上床之后有个习惯，就是想问题，而且是想身边特别棘手的问题。而在床上想问题，会使你的大脑越来越兴奋，从而让你更加难以入睡。但是对于很多人来说，这似乎已经成为一个习惯，总是控制不住自己去思考问题。这样的话，建议你在睡前多抽出一些时间，将你关心的问题和解决措施都一一写在纸上，当你上床的时候，你就劝告自己："我已经把该想的、该做的做完了，我要全心全意地睡觉了"。这会使你的睡眠质量逐渐得以改善。

当然，睡前也不能进行一些高度用脑的娱乐活动。比如象棋、扑克牌。这些娱乐活动，玩一会儿或许有益，但是时间长了，甚至是一个通宵，就会对人体产生危害了——致使人头晕眼花，睡眠质量显著下降。而在睡前最好是做一些适度放松的活动——这能为睡眠营造出良好的心境。例如，做做睡前舒展运动就很不错。

（1）双膝跪地，脚面朝下，将臀部放在脚跟上，将腰部微微弯下，双臂向前伸，将上身铺在大腿上，前额接触地面。双臂放在两侧，掌心朝上，缓缓地做深呼吸2分钟。

（2）将身体挺直，双手置于膝盖之上。抬头，吸气，这一姿势保持 1 分钟左右。

（3）吸气，低头，将目光正对两腿中间，然后呼气，同时将下巴埋入胸部，弓背，收臂，呼吸，将这一姿势保持 1 分钟左右。

类似于此类的运动，换一种比较形象的说法，就是为睡眠建立了自己的一个睡眠仪式，暗示大脑需要睡觉了，于是在上床后就会很容易进入睡眠状态。对于上班族来说，白天脊椎处于十分紧张的状态，所以睡觉之前对脊椎进行舒展可以防止我们半夜醒来或者第二天起来产生腰酸背痛的现象。

而想把紧张情绪驱除体外，闭目养心的疗法也是一个很有效的方式。著名爱国将领张学良一生活了 101 岁，才安然逝去。这和他经常闭目养心的习惯是密不可分的。1936 年"西安事变"之后，他被蒋介石软禁。一开始由于自身对国家民族的命运时刻牵挂在心，所以寝食难安，从而使他患上了失眠。但是渐渐的，他想：既然事实已经无法改变，那么，再怎么忧伤、忧郁都是难以挽回局面的，而无论自己怎么努力，怎么心系天下都是无济于事的，只能是心有余而力不足罢了。想到这里，他的精神便好多了，于是没事的时候他就写写回忆录，而后来还去池塘钓钓鱼。钓鱼是一项可以让身心镇定下来的方式，将鱼钩放下，坐在板凳上什么都不想，将眼睛闭上，只等鱼儿上钩。日积月累，习惯渐渐地养成了，而他的失眠也逐渐得到了改善。

日常生活中，很多人都会有这样的体验，当我们工作一段时间以后，如果可以停下来闭一闭眼睛再睁开，就会有特别舒服的清爽感，烦躁的心情会马上平息下来，而且这对于养心也十分有效。既然闭目养心这么重要，我就教大家一个十分简单高效的养心方法：将眼睛轻轻地闭上，用两只手的大拇指背第一节，在眼内侧角向外摩擦 25 次，或者将两只手的四指并拢，在双目上分别轻轻向外和向内转动摩擦 25 次。

3. 心理因素怎样影响你的睡眠质量

随着生活节奏的日益加快，人们所要承受的心理压力也越来越大。据 2009 年世界卫生组织的一项调查数据显示：全世界约有 27% 的人存在不同程度的睡眠问题。失眠是最普遍的一项。通常意义上的失眠指的是到了该睡觉的时间或者自己本身想睡觉，但是躺在床上却怎么也睡不着，即使勉强入睡，也会出现多梦易醒的情况。患有失眠症的人平均睡眠时间不超过 1 小时，更别说长时间保持良好的睡眠质量了。那么，导致我们难以入睡的根本原因是什么？据科学研究发现，心理因素是导致人们患上失眠症的重要原因之一。

睡得着、睡得好，不仅是人类的基本生理需求，更是一种心理需求。然而在现实生活中，却很少有人会真正实现这一目标。人际关系的不和谐、家庭纠纷的出现等，所有这些客观因素都会导致我们出现失眠的状况。

北京大学脑部研究中心研究发现，在人脑中有一个控制人的情感的"神经中枢系统"，当大脑受到刺激时，它就会变得异常兴奋，并发出信号给"睡眠中枢"，从而影响"睡眠中枢"的正常工作，进而导致失眠症状的出现。在现实生活中，我们所遇到的各种挫折、挑战都会让我们顾虑重重，出现紧张、兴奋、焦虑、抑郁等消极情绪。传统中医学认为，人的喜、怒、哀、思、恐、悲、忧在一定的范围对人的身心健康不会构成威胁，但是如果人在精神方面受到了刺激，就会引起人体的气血失调，致使人烦躁不安，从而出现失眠的症状。

大部分的失眠患者是由心理因素造成的，人们白天工作时消耗大部分的营养和体力，如果晚上得不到充分的休息，那么人们就很难以饱满的精神状态去处理第二天的生活琐事和工作任务，而时间一长就会对人们的心理造成沉重的负担，最后陷入恶性循环当中。通常，会引起人们失眠的心理因素具体有以下几种。

（1）害怕失眠心理。现实生活中我们不难发现，越是害怕失眠就越容易出现失眠。很多的失眠患者一到晚上就担心自己出现失眠或者想尽一切办法让自己尽快入睡，但是通常都会适得其反。在医学上这种现象被称为"失眠期待焦虑症"。

科学研究表明，大脑皮质的高级神经活动可分为抑制和兴奋两个过程。脑细胞在白天会一直处于兴奋状态，而到了晚上就需要休息和调整，所以说人在睡眠时，脑细胞处于抑制状态。而害怕失眠的心理本身就会使脑细胞处于兴奋状态，因此越害怕失眠，越想入睡，脑细胞就会越兴奋，从而就会使人更加睡不着。

（2）害怕做梦心理。很多的失眠患者会误认为睡觉做梦是睡眠质量不好的表现，会使自己得不到充分的休息，还会对人的身体健康造成严重的危害，甚至还有一部分人会认为晚上做梦就是失眠的表现。其实，这些想法都是错误的，还会导致焦虑情绪的产生，负担造成巨大的心理，从而影响睡眠质量。

（3）过分期待心理。在现实生活中，经常会出现一些我们期待的事情，并且会因为这些事情兴奋不已，从而导致失眠。比如一个"三班倒"的工人，由于晚上要上夜班，经常会在早上 7 点的时候睡觉，但是经常会因为害怕迟到而睡不踏实，随时都有醒来的可能，久而久之，就成了早醒患者。还有一些人会因为考试、比赛、乔迁、升职等事情经常感到兴奋不已，从而导致自己入睡困难。

（4）自责心理。在工作当中，我们难免会出现失误。有的人会处之泰然；有的人会耿耿于怀，产生自责的情绪。白天工作的时候，或许会因为有太多的事情等着处理，所以不会太在意失误，但是到了晚上，特别是躺在床上的时候，就会陷入无尽的"懊恼、后悔"当中，无法自拔，这时大脑细胞就会变得异常活跃，导致人们难以入睡。

除了上述几个心理特征以外，导致人们出现失眠的心理因素还有很多，比如过于追求完美的性格，这种人往往心理承受能力都比较弱，一旦遇到挫折或者困难就会变得很敏感，并常常伴有某些强迫症状。这些心理因素会使人们在晚上思考过多而难以入睡。

心理因素会影响人的睡眠，导致人们失眠，而失眠又会影响人的心理状态和情绪，从而使人产生焦虑、抑郁、紧张等消极情绪，造成人们情绪上的波动，这反过来又会加重失眠症状。可以说，大部分长期患有失眠症的患者，都是由这些复杂的心理因素造成的。

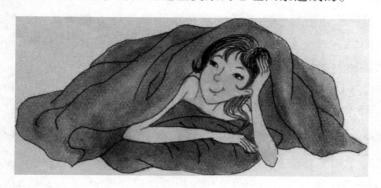

4. 心理暗示疗法怎样治疗失眠症

其实在现实生活中，对于短暂性的失眠不必过度担心，因为这是一种非常正常的现象。人睡觉的主要原因是为了调节身体各个器官的协调，当人们的身心感到愉悦、心情变得平和的时候，也就不用担心自己会失眠了。那么，在出现失眠症状以后需要用什么样的方法才能有效地缓解并消除失眠的症状呢？我国有句俗话叫做"心病还需心药医"，心理暗示对由心理因素造成的失眠症有很好的治疗效果。

心理暗示是一种客观存在的心理现象，已经得到大部分科学家的证实和肯定。心理暗示不仅可以对人的心理、情绪以及行为产生影响，还能对人体的生理机能产生调节作用。

心理暗示疗法指的是，运用心理暗示的积极作用达到治疗各种疾病的目的。而那些对人的心理、情绪、行为以及生理机能产生消极作用的心理暗示往往会导致各种心理疾病和生理疾病的产生。这也是心理暗示疗法的主要原理。

心理是人体的第二大信号系统，具有强大的心理效应，这种效应可以直接深入人的潜意识，对人的心理和生理产生影响。在进行心理暗示的初期，可能效果不是那么理想，但是只要坚持下去，就一定会有所成效。

心理医生在进行心理暗示之前必须让患者进入催眠状态，然后医生再借助语言对患者进行引导和暗示，从而消除患者的心理障碍和躯体疾病。使患者进入催眠状态是进行心理暗示治疗的关键，因此，有很多国际著名的心理学家都不止一次地说道："心理暗示疗法和催眠有密切的联系"。

既然心理暗示对我们的身体健康和睡眠质量影响这么大，那么实施心理暗示的具体方法有哪些呢？

（1）药物诱导法。用5%～10%的异戊巴比妥钠或2.5%的硫喷妥钠0.5g稀释以后，由静脉缓慢注入人体，这时患者就会进入睡眠状态，并出现有规律的呼吸，但是仍然可以和医生进行正常交流。

（2）语言诱导法。进行心理暗示时可以选择光线暗淡的治疗室。医生可以让患者安静地躺在床上，双手自然下垂，全身放松，眼睛注视天花板，然后医生可以用一些比较单调，但是富有感情的话语对患者进行重复暗示："全身放松，闭上双眼，你就会感到身体越来越轻，手脚变得软弱无力，你的眼睛开始发涩，你有一种想要睡觉的冲动，那么你就睡吧，睡吧，好，你已经开始进入睡眠状态了"。

（3）医生也可以运用一些简单重复的声音对患者进行心理暗示，比如滴水声、富有节奏感的"催眠曲"，让患者在自然的情况下慢慢进入到被催眠的状态。

上述所讲的方法就是心理治疗失眠症中常见的，并且效果最好的一种方法——心理暗示疗法。医生在利用这种心理暗示疗法时可以帮助处于催眠状态下的患者有效改善情感认知和缓解心理压力，同时也可以有效治疗患者的失眠症状。

除了心理暗示以外，患者自身进行自我暗示也可以有效缓解失眠症状。在上一节的自我催眠中已经向大家简单地介绍过自我暗示是怎么一回事了，在这里再补充一下。自我暗示疗法是医学专家在"药物性安慰剂"的基础上，经过反复的实验和研究后证实的一种心理疗法，这种心理暗示对于治疗失眠意义重大，是一种"心理安慰剂"。在现实生活中，有很多人会认为自我暗示疗法是一种骗人的把戏，并非传统意义上的科学治疗方法，但是在临床实验中我们可以发现，如果医生对患者进行特殊的暗示治疗和指导，并经常鼓励患者怀有治愈的信心，那么不管是心理障碍还是生理上的症状，都会得到很大程度的改善，并且患者的免疫能力也可以得到很大程度上的提高。

自我疗法是由一名叫库埃的心理医生创造的，其关键在于积极调动患者的主观能动性。在临床实践中，库埃经常给自己的患者提供建议，并要求他们时刻提醒自己："我每天都在进步当中，并且会越来越好"。库埃认为这样的暗示虽然不是有形的药物，却可以调动患者的心理因素，对患者的心理活动产生直接的影响，帮助他们积极发挥自身的主观能动性，从而使他们树立战胜疾病的信心和决心。

五
调整睡眠环境，
改善睡眠质量

　　我有一个上高中的表妹，平时寄宿在学校，由于宿舍每晚的噪声太大，舍友每天晚上要到凌晨 2 点才熄灯，所以时间长了，她开始失眠，即使到了双休回家的时候，在一个绝对安静的环境中也没有办法入睡，脑子里总是不时想起宿舍里嘈杂的景象和声音，不管是劝她做心理暗示还是自我催眠，效果都不大，经常是已经感到很困了，但就是睡不着。我记得那段时间，表妹白天总是精神恍恍惚惚，疲乏无力，还经常发脾气。于是，我们带她去看医生，诊断她为中度失眠，如果病情持续发展下去，将会导致她患上抑郁症。在医生的建议下，表妹搬出了学校，并且按照医生说的睡眠时间和习惯去做，不久以后，表妹的失眠症状就有了好转。

　　维多利亚时代有一位伟大的小说家叫做皮尔斯·狄更斯，他坚持认为睡眠的时候，头朝向北方是很必要的，所以，在他的口袋里，随时会装着一个指南针，以便于时刻提醒他睡觉时头是朝向北方的。

　　从以上的两个案例我们可以看出，一个良好的环境对于我们的睡眠来说是多么重要。前面几章我们已经介绍过睡眠时间、睡眠习惯对睡眠质量的影响是很大的，而对睡眠质量影响更大的是我们的睡眠环境。中国的风水学上讲：睡眠环境中的能量是靠好的睡眠环境来平衡的，只有在一个好的睡眠环境中，我们才能保证质量最高的睡眠。对于有些人来说，甚至只是换一下床的方位，头的朝向，都会产生失眠的现象，就更不用说强光、噪声等各种刺激的干扰了。

　　睡眠环境总体上分为两大类：睡眠大环境和睡眠微环境。睡眠大环境包括光线、声音、温度、湿度、颜色等；睡眠微环境主要包括我们睡觉所需的床、枕头、被子以及其他的床上用品。

　　这一章主要讨论一下睡眠环境中的各种因素对睡眠的影响，同时讨论一下如何将自己的睡眠环境打造成睡眠天堂。

1. 光线和环境影响睡眠质量

　　前面我们提到了生物钟，它可以使我们与太阳每天的周期保持一致。生物钟由大约 10000 个细胞构成，这些细胞分布在视神经周边，而视神经可以对进入眼睛的光线进行深加工。此外，生物钟的运转是很有规律的，而制约这一现象的因素就是温度和光线的变化。所以，我们会发现，每个人在正常情况下，睡眠和醒来的时间大体上是相同的。由于环境对睡眠是起决定性作用的——光线和环境可以影响生物钟，影响入睡信号的传达，所以正确认识到这一点对提升人的睡眠质量很重要。

　　光照的时间和强度对生物钟的影响是比较大的，每当黎明破晓之前，我们的大脑就已经开始提前做准备了，当清晨的第一缕阳光照进房间，由于光线的明亮，人类的生物钟也开始"起床"了，所以人们也就起床了。

　　记得有一年加拿大连续下了三个月的雨，因此当地的很多人患上了抑郁症。这是因为什么呢？就是因为光照少了。而对于盲人来说，虽然他们看不见光，但是他们也可以保持一个相对规律的作息时间。这说明了什么呢？说明并不只有眼睛可以对光进行感应，身体内的其他细胞同样可以感受到光线的变化。

　　对此，美国做一项研究显示，如果晚上光线较强，对青少年的睡眠和身体健康影响是很大的。美国洛杉矶一家研究学院曾经对洛杉矶城市地区的 1600 名中小学生进行过调查，调查发现，那些居住在夜间光线较亮环境中的学生睡觉都比较晚，而晚睡觉对于正在长身体，正在求学的青少年是很不利的——晚睡可导致他们生物钟的变化，从而影响他们的睡眠和身体健康。研究人员说："因为光线会对生物钟产生很大的影响，所以那些生活在光线较弱的农村孩子，远比那些居住在光线较强的城市孩子的生物钟要早得多"。城市的孩子生物钟往后拖，就会导致他们白天容易打瞌睡，学习严重受阻，甚至会让他们借助一些刺激性的饮料来提神。

除了居住地区的光线照明因素外，晚上使用一些发光的电子设备像手机、电脑、电视、手电筒等都会对我们的生物钟进行干扰，从而影响我们的睡眠。所以建议大家晚上睡觉之前尽量不要玩手机、电脑等。尤其是那些熬夜玩电脑游戏的人，一定要改掉这个坏习惯。

最后，研究人员还对城市规划部门提了个建议，就是在涉及居住环境时应该慎重安装夜间照明装备，并且家长应该在夜晚尽量为孩子的睡眠制造一个弱光环境。

除了上述青少年的案例之外，流行病学家还特别关注了一类人——轮班工人。轮班工人是最容易出现高血压、肥胖病、睡眠障碍、癌症的群体。对于上夜班的工作者来说，晚上需要长时间地暴露在灯光下，而夜晚的灯光会打乱人体内的生物钟，扰乱褪黑素信号的传达，影响睡眠，从而造成人的体重增加。所以，人们需要正确并认真地对待昼夜生物钟的规律以及避免夜晚长时间地暴露在灯光下。

"绿色和蓝色的光线会显著地影响人的生物钟"，美国的一家网站曾经这样报道。对此，北京东城区医院睡眠呼吸科郭主任表示："自然光和灯光主要影响人的生物钟，光线强弱、深浅也会不同程度地对人的生物钟产生不同的影响"。我们知道，医院和手术室都是以浅蓝色为主色调，这是因为这样做可以缓解患者在做手术时紧张焦虑的情绪。浅蓝色对人的神经是可以起到很好的安神放松作用的。现在的人生活压力大，睡眠质量不好，因此在我们的家里面可以安装使用浅蓝色灯或者浅蓝色的灯罩，进而使室内的光线变得更加舒缓柔和一些。这样做可以使我们的身心得到放松，将紧张焦虑的情绪排除出去。再者，在我们居住的环境中，可以多用些浅蓝色或者浅蓝色的东西来布置装饰，这样也可以帮助我们消除紧张烦躁的心情，从而提升我们的睡眠质量。

光线的强度和亮度在不同程度上影响着人的睡眠。虽然睡眠不受光线强度的直接影响，但是它却通过我们的睡眠习惯和睡眠方式影响着我们：习惯在黑暗中睡觉的人，关上灯，睡眠质量会变好。而卧室里的窗帘可谓是最重要的装饰物。早晨，阳光被窗帘挡在外面，欺骗了我们的生物钟，于是我们可以依靠这个来调整睡眠的规律。在窗帘的选择上，我们应尽量选择颜色深或者是遮阳的窗帘，这样可以将阳光严严实实地挡在外面。

颜色是能够影响人的情绪的，我们想要借助颜色提升我们的睡眠质量，就有必要注重卧室颜色的选择。每个人对颜色的感觉和反应不同，但是一般情况下，多数人认为，最能够引起人兴奋的颜色莫过于红色和黄色，蓝色和白色则可以使人放松。而每个人对颜色的反应也是个性使然，每个人都应该确定一种最适合自己，最能帮助自己入睡的颜色。辅助的，我们也需要改变一下床单、地毯和沙发垫的颜色，选择最能让你轻松和放松的颜色。再就是一个安静的环境了。大家都希望在入睡时能有一个完全安静的环境，但是这种情况貌似是不存在的——现代人其实习惯了在嘈杂的环境中入睡。那哪些噪声对我们的睡眠有利呢？比如具有平坦功率谱性质的白色噪声，可以过滤和分散噪声，具有镇定作用，所以能帮助人们很快进入睡眠状态。这种噪声类似于大海的声音，因此当你去海边时，不妨让自己躺在沙滩上，静静地聆听海浪拍打岩石沙滩的声音，你会突然发现，这时的你，身体会感到特别轻松和舒畅，再接着，你就会很快睡着。

综上所述，选择一种能够促使我们睡眠的声音和颜色是很有必要的。毕竟悦耳的、赏心悦目的东西总能让人的身心感到愉悦。

说到睡眠环境，就不得不提一下对我们睡眠起至关重要作用的床。床不仅仅为我们的睡眠提供了一个载体和环境，也会对我们的睡眠信号的传达产生影响。有时当我们睡觉醒来时，会感到身体某些部位有强烈的疼痛感，随之就会渐渐消失。一般来说，这就是床的问题所致。一张舒适的床可以使我们在夜间的翻身次数大大减少，延长我们的睡眠时间，甚至会帮助我们做一个好梦。有人觉得改变生活方式对于改善人的睡眠质量会有些困难，那需要一个长期坚持不懈的过程。但是，如果买一张新床的话，却是既方便简单，又快捷高效的方法。

睡眠方式和姿势都是因人而异的，床的设计也是多种多样的。买床的时候，我们需要考虑的因素也是多种多样的。那其中什么因素最重要呢？当然是床的宽度和长度，即使是独自睡眠，床也要尽量选宽一些的。在床的长度方面，选择高出人 20cm 的床最好。床垫是床的重要组成部分，在你挑选床垫时，一定要仔细。

总之，不管是床、床垫，还是床上的寝具，都是保证我们充足睡眠的不可或缺的因素。而且，这些也都是保证入睡信号能够顺利传达的必备条件。

最后，我还要讲一下睡眠环境中人的睡眠规律对睡眠的影响以及做法。在我们的童年和少年时期，我们都是一个人一张床在自己的房间单独睡觉，而当我们结婚了，我们要和伴侣睡一张床。很多人都会觉得，与别人共享一张床无疑会对我们的睡眠质量造成破坏。其实，这种想法是错误的。研究表明，与人同睡一张床是可以改善人的睡眠质量的。而且，两个人睡一张床是可以协调睡眠动作的。再者，情侣同睡一张床还有其他的优势——情侣之间在睡觉的过程中会产生一些亲密的举动，比如说按摩。这种情侣间的按摩可以缓解紧张，使身体得到放松和休息，与此同时，也可以产生快感。这一方面有助于维持双方之间的感情，另一方面则可以促进彼此进入良好的睡眠状态。所以，和情侣共享一张床是提升睡眠质量的一个有效方法。

2. 怎样使卧室远离噪声

日本冲绳县嘉手纳是美国在日本的一个空军基地，据说这个基地是美国在远东地区的最大空军基地之一。这里的居民多数都患有失眠症，原因在于，飞机起降会产生强而刺耳的噪声，这对他们的睡眠产生了极大的影响，以致他们每天都在经受着精神和肉体上的折磨。

现代研究表明，人如果长期处在噪声很高的环境中，就会产生心率加快、血压升高、烦躁不安、神经衰弱、食欲缺乏等症状，从而给人的身心健康带来巨大的危害。当然，每个人对于噪声的敏感反应程度也是不一样的：有些人在交通拥堵的马路旁边，在轰鸣声隆隆的机器旁，在飞机场附近都可以完全不受影响地入睡。

实验表明，最适合人们睡眠的声音应该是在 30 分贝以下，超过 35 分贝就会让人难以入睡；40 分贝的噪声可以将 5% 正在熟睡的人吵醒；70 分贝的噪声就可以将 30% 正在熟睡的人吵醒。长期处于高分贝噪声中睡眠的人们，很容易产生精神萎靡和失眠的症状，进而影响他们的消化系统和心脑血管系统的正常运转。从生物学的角度上来讲，一切令人产生烦躁感的声音都是噪声。而如今噪声污染已经成为城市中一项严重的环境问题。它的主要来源就是交通、制造业工业生产、社会生活等。

所以，人们用来睡眠的卧室应远离这些噪声。但是如果没有办法做到这一点，那就将窗户换成双重隔音玻璃，选用厚窗帘，而且也可以铺上地毯对噪声进行吸收。此外，也可以使用"无干扰噪声"和"白噪声"来覆盖那些有干扰的噪声。比如听些小溪流水的声音，浪打海岸的声音等，可这些声音均可舒缓人们疲惫的身心，使人们尽快入睡。

为了帮助大家减弱室内的噪声，现在我向大家介绍几个比较常用且有效的方法，大家可以效仿一下。

（1）正确选择玻璃窗户。对于那些家住在街道旁边的居民来试，可以将窗户换成隔音的——隔音窗户能够最大限度地将噪声挡在外面。所谓的隔音窗户就是两层的窗户，这样的窗户在任何有噪声的地方都可以起到不错的隔音效果。此外，使用双层玻璃也是不错的选择。

（2）正确选择家具材料。在选择家具的时候，我们要尽量选择木质的，因为木头的多孔性可以保证它有效地吸收噪声。

（3）正确处理墙面的材料。对于墙面材料的选择，我们应该尽量避免选用具有光滑特性的材料。因为光滑的墙面是很容易产生回声的，这样反而加大了噪声的音量。所以，应该尽量选用像壁纸这样的吸音效果比较强的材料。有些人为了凸显装饰效果，会刻意将墙面做得很薄，这时候，可以装上隔音棉来降噪声。而对于离街道比较近的墙壁，我们可以附上一层纸面石膏板，同时，在墙与石膏板的中间，我们可以用隔音棉来进行填充，最后涂上墙面涂料，这样也会起到很好的隔音效果。

（4）正确选择地面材料。不知道大家有没有听说过软木地板，这种地板对减弱噪声可以起到很好的效果。科学研究表明，这种软木材料的地板可以使房间的气氛变得温馨柔和，是安神养眠的不二选择。而由于它的质地柔软安全，有很好的吸音功能，所以十分适用于卧室和书房。

（5）选用绿色植物。很多人都知道，绿色植物具有很好的"降噪"功能，原因是它可以阻挡和分散声波。植物的不同部位对于"降噪"都有不同的功能。比如树干和枝叶可以阻拦声波；叶面表面的气孔就像吸音板一样能够吸收噪声。所以，在我们居住的卧室内，可种一些枝繁叶茂的盆栽植物，这样不仅可以降低噪声，同时可以净化卧室的空气。

3. 为什么不能开着灯睡觉

出于种种原因，很多人喜欢开着灯睡觉，并说这样心理上会感觉比较安全。但是这样的方式是极不可取的——夜晚长期暴露于灯光下，会抑制人体褪黑素的分泌，严重影响人们的睡眠，久而久之，人的免疫力就会降低。

《老老恒言》有云："就寝即灭灯，目不外眩，则神守其舍"；《云笈七签》说："夜寝燃灯，令人心神不安"。我们都知道，在光线较强的明亮环境中，我们很难入睡，因为刺眼的光芒会刺激人的神经，使人精神振奋。而如果是在比较黑暗的环境中睡眠，人们就会感觉比较舒适、平和。

所以，我们在晚上睡觉前要尽量把卧室的灯光调暗。而值得一提的是，黑暗的环境可以促使大脑的松果体分泌更多的褪黑素，从而促进人的睡眠。

"日出而作，日落而息"是人类的生活规律，夜间开灯睡觉，人体就会产生一种"光压力"。这种光压力会影响人正常的生理代谢功能，从而使人体出现异常，患上各类疾病。

所以，睡觉时一定要把灯关上。

心理研究专家建议，床上方尽量不要挂吊灯，否则会影响人的内分泌系统、神经系统和呼吸系统，加重人的心理压力，进而引起失眠等许多健康问题。所以，在卧室里我们最好使用光线比较柔和的台灯。

在窗帘的选择上应该以冷色调为佳，而且最好选择双层的隔音窗帘，这样可以防止天刚刚亮的时候光线过早地射进卧室。而至于卧室的颜色，不要太过单一，也不要太五彩缤纷，最好选用淡红、淡黄等十分柔和、明快的颜色，这些颜色都有助于人们睡眠。若是在白天睡觉，我们无法改变睡眠的光线，那么这时候，我们可以戴上眼罩避光，以使自己尽快入睡。

说到光线的颜色，我来向大家介绍一种针对睡眠的疗法——色彩疗法。所谓色彩疗法，就是利用色彩的能量来改善我们的睡眠和生活。科学研究表明，我们工作的办公室最好以蓝色和黄色为主——蓝色是天空的颜色，黄色是阳光的颜色，它们能稳定人的情绪，所以办公室使用这两种颜色，可以提高员工的工作效率。

虽然色彩疗法对于改善人的睡眠质量十分有效，但大自然的颜色五彩斑斓，不是每一种颜色都对睡眠有益，而对睡眠帮助最大的两种颜色就是绿色和蓝色。很多人都知道，绿色对眼睛好，但是却很少有人知道，绿色对我们的睡眠也是很有好处的。

绿色是大自然的颜色，它往往会给人清新靓丽的感觉，不仅能使人的情绪得以镇定，还能舒缓我们的疲劳；蓝色是海洋与天空的颜色，通常会给人一种清澈、宁静、冷静的感觉，这种感觉会让我们的身心更加平稳，而在睡觉时我们的身心平稳了，往往更容易入睡。

除了蓝色和绿色以外，以下几种颜色对我们睡眠的影响也是不容小视的。

（1）红色。红色是一种色调比较浓重的颜色，它可以强烈地刺激我们的神经系统，提高肾上腺激素的分泌和血液循环的速度，因而会使人产生紧张焦虑的情绪。所以，患有失眠、高血压、心脑血管疾病的人是不能用红色装饰卧室的。

（2）橙色。研究表明，橙色可以引发人们的食欲，促进钙的吸收，所以，如果你是一个经常食欲缺乏的人，那么，要尽量将餐厅装饰成橙色的。但不要将其大面积地用于卧室——在想吃东西的状态下是很难入睡的。

（3）黄色。黄色（这是针对深黄色而言的）能活跃人的思维，造成人的情绪不稳定，所以黄色不适合用来装饰卧室。

（4）紫色。紫色可以稳定人体内钾的含量，起到很好的安神补脑的作用，所以可在卧室少量使用紫色。但是它对心脏系统具有抑制的作用，所以，有心脏疾患人禁用紫色装饰卧室。

 ## 4. 卧室温度、湿度要适宜

睡眠环境的温度和湿度是影响我们睡眠质量的又一大因素。室内的温度太高，会使我们的睡眠变浅，而这样我们则很容易被惊醒；室内温度过低，会降低我们身体的免疫力，致使我们很容易患病。所以，卧室内的温度一定要适宜，这样才可以为我们的睡眠创造最基本的有利条件。

在我们睡觉时，室内的温度保持在 20～25℃是最合适的，低于20℃人们就会感到身体寒冷，超过 25℃人又会感到有些热，而湿度以 40%为最佳。

我们都有这样的体会——秋冬季节我们很爱睡觉。这并不是因为劳累所致，而是在这两个季节，我们的身体是处于最佳的睡眠温度当中的。在室内的温度保持在 20～25℃时，人体的新陈代谢最稳定，身体所受的刺激最少，睡眠时间也是最多的。

当然，卧室的湿度也要适宜。平常很多人会有一个习惯，就是每天回到家中都会打开窗户通通风，散散气，以此来避免室内潮湿和细菌的滋生。无疑，我们睡觉的卧室也不例外。

一般来说，当被窝的温度在 32～34℃时，人是最容易入睡的。如果被窝的温度过低，我们就需要耗费我们体内的热能把被窝暖热，所以，人的身体在经过一段时间的寒冷刺激后，大脑皮层会因为兴奋而迟迟不能入睡。被窝里的温度过高就会导致出汗太多，水分流失，从而滋生螨虫。再者，被窝的湿度也很重要。被窝内最合适的湿度是50%～60%之间，但是通常由于我们夜间出汗会使被窝的湿度高于60%，这就会影响我们的睡眠。而这就是我们必须经常把我们睡觉所需要的床上用品，像被褥、毛毯等拿到太阳下晒的缘故了。

在冬春两个季节，室内温度、湿度的最佳水平为：温度 18 ~ 20℃，湿度 30% ~ 45%。

而在室内干燥时我们可以使用湿拖布拖地、室内养花等办法（也可以使用自动加湿器）进行湿度调节。

5. 花香与人的睡眠有怎样的关系

医学专家曾经做过研究和测试，结果证明花香可以对我们的情绪健康产生影响。化学家经过实验发现，花的香味中含有十几种挥发性的化合物，像是酯类、醛类、酮类等化学物质。这些物质通过刺激人们的呼吸系统来促进人的呼气、吸气功能。一些对人体有益的香味能够让大脑得到充足的氧气，从而促进人的血液循环，使我们的精神、反应力、思维力都能够达到最高的水平，对人的神经系统有很好的调节作用。

但也有专家指出，花香不仅具有保健作用，还能够致病伤身——如果花香过于浓重，就会使我们血液中的氧含量降低，出现头晕、恶心等症状；对于过敏体质的人来说，某些花香会引发过敏反应，因而出现过敏性哮喘、皮肤病等。而如果在卧室内摆放了不该摆放的花卉，就会产生不利于人体呼吸的花香，从而导致人们失眠。

卧室是人们睡眠休息的地方，要想打造一个健康温馨的睡眠环境，在摆花的时候，就应该做到以下几点。

（1）卧室应该摆放一些像吊兰、常春藤、绿萝、文竹等这样的中小型植物。

（2）一般卧室的空间都不是很大，所以切忌在卧室里放太多的植物——植物的呼吸作用告诉我们：植物在夜间会停止光合作用，但是呼吸作用还在进行，而既然是呼吸，那么就会吸入氧气，排出二氧化碳，出现与人争氧气的局面，所以很容易造成人的缺氧。而有些产于热带干旱地区的植物，它们的运作方式和一般的植物是不同的，它们在夜间将气孔张开，吸收二氧化碳；到了白天，气孔会关闭。由于这些植物在夜间可以很好地净化空气，所以可将它们放入卧室。这种植物在全世界有 300 多种，比如舌尾兰、凤梨、芦荟、长寿花等。

（3）对卧室而言，一些香味清新的花卉也是很不错的选择。有的花卉分泌的芳香油具有很强的杀菌功效，对人体健康很有利，还可以促进人的睡眠。像桂花有消炎平咳的功效；菊花可以治疗头痛；茉莉可以治暑热；天竺葵可以使人镇定，改善睡眠，治疗神经衰弱。除此之外，栀子花、腊梅花等都是香气宜人、令人身心愉悦的花。

但是也有些花卉，不适合放在卧室。

（1）夜来香。夜来香是一种香味浓郁，极具刺激性的花卉，尤其是在晚上会大量地散发出刺激人的微粒，从而让人感到呼吸困难、胸闷、血压升高。

（2）夹竹桃。夹竹桃会分泌一种乳白色的液体，一旦人接触的时间过久，会使人中毒产生昏昏欲睡、智力下降的症状。

（3）紫荆花。紫荆花所散发出的花粉会使人过敏，如果长期接触其花粉，会引发哮喘等支气管疾病。

（4）郁金香。很多人会觉得郁金香是一种很好的花卉，其实不然，郁金香的花瓣中含有很强的毒碱性，人接触久了会引起毛发脱落。

（5）百合花。百合花会产生一种极具刺激性的香味，人闻得久了，就会影响中枢神经系统，从而导致失眠。

（6）黄花杜鹃。这是一种有毒的花，花香里含有一种毒素，一旦不小心食用，就会中毒，而严重者还会休克。

可见，花虽美，花香虽怡人，但是并不是每一种花都像其表面那样人畜无害。所以养花需谨慎，而卧室内养花则要遵循"三宜"。

（1）养花首选具有极强吸毒能力的花。这样的花可以很好地吸收空气中的有毒气体，像二氧化碳、二氧化硫、甲醛等。就像蜡梅可以吸收汞；石榴树可以吸收铅；牵牛花可以通过植物的氧化作用将二氧化硫转化成无毒的硫酸盐化合物；菊花、水仙可以将有毒物质转化成可供植物生长的蛋白质；芦荟能大量吸收室内装修产生的甲醛等有毒气体。所以，在我们装修完房子以后，不妨在卧室内放上几盆芦荟来净化空气。

（2）要养能够起杀菌作用的花。像茉莉、金银花、牵牛花等，这些花能够分泌一种杀菌素，这些杀菌素能杀死空气中的很多细菌，从而防止白喉、肺结核等疾病的发生。

（3）养一些具有互补功能的花。几乎所有的花卉都是白天进行光合作用，晚上进行呼吸。但是有些植物却恰巧相反，它们在夜间吸收二氧化碳，释放氧气，像仙人掌，所以，将两种能"互补"的花养在卧室里，可以有效地平衡氧气和二氧化碳的含量，从而使室内的空气时刻保持清新自然。

 6. 什么样的床才有益于我们的睡眠

床是我们睡眠最主要的卧具。床的高低、软硬、大小、摆放位置都和睡眠质量有着密不可分的关系。可以说，一张品质优良的床是保证我们拥有良好睡眠质量的基础。而现如今，床的种类可谓是五花八门：竹床、棕床、木板床、土炕、席梦思……应有尽有，一应俱全。我们在选床时应该去粗取精，选择适合自己的一款——只有选择一款好床，才能让自己拥有良好的睡眠。此所谓："好床伴君入梦来"。

那么，什么样的床才有益于我们的睡眠呢？

（1）高低适度。我国自古都主张床铺应以低为主，而现在的床也是缘于古人的思路，在高度的设计上，以稍微高于人们的膝盖（一般是在45~55cm）为准，这样设计的好处就是方便上下床。假如床过高，人会感觉到紧张害怕而影响睡眠；床太低，床面和人都很容易受潮，而潮湿侵袭人体后，人就很容易得诸如风湿、关节炎等疾病。

（2）软硬适中。软硬适中的床，尤其对人的脊椎有好处，能够保持脊椎的正常生理弯曲，使脊柱不会经常产生疲劳，从而保证人体时刻处于放松的状态；床太软，会加重脊柱周边韧带和关节的负担，致使肌肉收缩紧张，而时间长了就会使人产生腰酸背痛的症状；太硬的床，会把人硌得很疼，使人难以入睡，睡后很容易醒来。

（3）面积稍大。选床应选稍大些的，这样我们睡觉时可以随意翻身，使筋骨自由舒展，血液循环流通。一般来说，单人床的宽度应该为90cm，双人床的宽度应在150cm，而长度上最合适的应该是180~190cm。最适合的床的长度应该是比我们的身高长出20cm左右，这样不仅可以放下枕头，也可以使我们的身体任意舒展。

（4）床垫要合适。现在的科学工艺技术不断进步，床垫的种类也是多种多样，像气床垫、水床垫、磁床垫等。无论是哪种床垫，最基本的要求就是：仰卧的时候可以保证我们的腰椎自然地前凸，侧卧时腰椎不能弯曲。对于床垫的选择，应该做到：一看，二压，三听，四查。

所谓一看，就是看床垫的表面是否薄厚均匀，周边是否顺直平整，里面的填充、表面的印花是否都是饱满均匀的，接缝处是否有断线、跳针等缺陷。

二压就是用手亲自试压床垫，看看是否手感软硬适中，并且有一定的弹性，坚决不能出现凹凸不平、下陷等现象。如果想进一步试一下床垫的质量，可以亲自躺在上面试一下。

三听就是用耳朵仔细听一下，看看是否有均匀的弹簧上下弹动的声音——劣质的弹簧在挤压的时候会发出"咯吱咯吱"的响声。

四查，即很多的床垫四周都会有拉链或者开口，所以在选床垫时你可以直接打开看看内部材料的情况。

而想要拥有良好的睡眠，除了床、床垫要舒适以外，床的摆放位置对睡眠的影响也很大。专家指出，正常情况下，房子的墙壁可以分为外墙和里墙。外墙是与室外挨着的，往往湿度比较大，温差也大；内墙是在室内起隔断作用的，往往湿度比较低，温差较小，所以，床头最好靠着内墙而不是墙角放。可能对于年轻人来说，床的位置对他们并不能产生什么影响，但是，等到他们年老的时候，他们就会因此明显地感觉到身体的很多不适，并且会生发各种疾病，像颈椎病、风湿病等。

床的摆放也不要靠近一些家用电器，因为家用电器在使用时都会产生辐射，而这些辐射对人体都会产生不利的影响。

床不要放在墙角的位置。墙角的位置不利于活动，上下会产生不便，这个位置空气的流通也很差，而且很容易受潮，所以最好是将床头靠墙，两边留出活动的空间，这样不管是上床还是下床，铺床还是叠被都是比较方便的。

床头不要设在窗下。我的叔叔买了一套新房，房屋把窗台设计得很低，所以他就把床靠着窗台放下了——他认为这样的位置会更加有利于空气的流通。但是过了不久，他便夜夜难眠了，因为每到晚上，各种光线声音都会干扰他，使他难以入眠，而每当遇上大风雷雨天气，不适感就会更加强烈，再加上窗子的通风太好，所以稍有不慎他就会感冒。这让他很苦恼，最后不得不将床调换了位置。所以，床头千万不要放在窗下，这样对人造成的干扰很大。

床的摆放不要对着镜子。你可以想一下，如果在一个阴森森的深夜，你在梦中醒来，猛然看见镜中的自己，会不会被吓一跳？

而如果床下是空的，那么尽量不要在床下摆放杂物，以免细菌的繁殖和滋生，影响我们的身体健康。

此外，床的摆放方向也是很有讲究的，床的朝向尽量是南北方向，这是由地球的磁场决定的，地磁场的方向就是南北向的，磁场具有吸引力，可以吸引铁、钴、镍等元素，而人体内恰好存在这三种元素，所以如果睡眠大方向是东西向的，那么我们体内的血液分布就会产生异常（特别是在大脑中的分布，进而引起失眠），影响睡眠质量。

7. 枕头对睡眠质量的影响

枕头对人的睡眠质量起着十分关键的作用。枕头的不合理是引发心脑血管疾病、脊椎病、脑卒中（中风）等疾病的主要因素之一。所以，我们要选择适合自己的枕头。

"适合自己的，才是最好的"，枕头的选择也是如此。枕头的选择应该符合人体力学——这对颈椎和脊椎有好处。那么，什么样的枕头才利于人们的睡眠呢？

虽然古人有云：高枕无忧，但是枕头太高很容易引起颈椎病——枕头太高，会改变颈椎正常的生理弯曲，致使肌肉拉伤破损，产生颈肩麻木、痉挛等症状。而枕头太低也不好。虽然很多得了颈椎病的人认为不枕枕头就能使病情好转甚至康复，但这种想法却是没有科学依据的。如果不枕枕头，人在睡觉时就会过度向后仰，而且会用嘴呼吸，进而会引起口干舌燥、打呼噜的现象；不枕枕头，侧卧的时候一

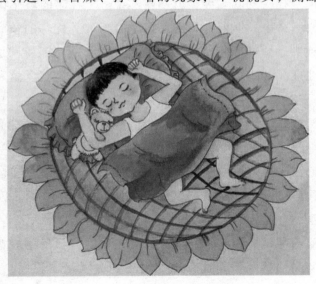

边的肌肉很容易违背正常的生理弧度，过分拉伸，从而引起痉挛，产生"落枕"。而枕头太低还会影响血液的分布不平衡，致使人们经常会因此早晨醒来后出现腰肩酸痛的现象。所以，选择枕头应该注意以下几点。

（1）长度和宽度。枕头最好选择稍长一些的，这个长度应该足够我们翻一个身，这样才能够保持颈部的舒适度。但枕头不要太宽，太宽就会超出我们颈部的宽度，压迫其他神经线，造成身体其他部位的不适。枕头以 15~20cm 的宽度为佳。

（2）高度。枕头的高度，应该使头和躯干保持水平最佳——这样我们颈椎周围的韧带和小关节才可以拥有放松状态，从而消除疲劳。基于上述原因，枕头的高度应该定在 10cm 左右最好。当然，每个人的情况存在很大的差异，所以枕头的选择还应该根据每个人的生理弧度来定。

（3）软硬度。物理学上有压强和接触面积之间关系的理论。太硬的枕头，因为和头的接触面积比较小，所以压强会变大，头部会"硌"得痛；太软的枕头，很难保持特定的高度这会使人得颈部肌肉疲劳。而说到枕头的软硬度，就不得不说一下枕芯的填充物。

枕芯的填充物，也是影响枕头高度的因素。枕芯的填充物应该沿颈椎曲度到头后枕部形成高隆的曲度，这样才能够保持和适应颈椎正常的生理曲度，从这个角度而言，慢回弹记忆枕较好。这种枕头的枕芯填充的是记忆棉，能更贴合人的颈部曲线，给身体更好地支撑，将头部对枕头的压力均匀地分散，避免侧身、平躺，或者翻身等睡姿调整后的不舒适。

挑选记忆枕时，很多消费者会认为，枕头的回弹时间越长越好，而这是个误区。慢回弹枕最好的回弹时间在 3~5 秒内。因为枕头回弹过慢，身体会出现僵硬情况。说到这里，向大家介绍一种软硬适中，并且耐用的填充物——天鹅羽毛填充。虽然其价格较普通的合成纤维填充要高一些，但是这种填充物不论是质量、弹性，还是功效，都是首屈一指的，而且它还有镇静安神的功效。

另外，中药或者谷物枕芯都是最有益人体健康的填充材料。使用中药做枕芯，可以缓缓地发挥药力，对人起到保健和治疗疾病的作用；使用谷物做枕芯是因为它们本身含有丰富的氨基酸，在睡眠过程中可以被人有效地吸收，这对缓解很多疾病是有良好功效的。下面，我来简单介绍几种。

（1）决明子枕芯。决明子能够强肾清肝，治疗便秘，而且对视神经也有保护作用。

（2）荞麦枕芯。长期枕荞麦枕可以刺激人的脑神经，使头部精神清爽，而且可以明目。

（3）茉莉花枕芯。茉莉花枕芯可以减缓疲劳，醒脑提神，改善睡眠。

值得注意的是，枕头若是使用时间太长，弹性会降低，因此我们要经常更新弹性不佳的枕头。

 ## 8. 如何选择适合自己的被子

睡眠微环境中的最佳标准是：身体局部温暖度32℃左右，相对湿度50%，若是被窝内的温度太高，就会使人流汗过多，从而容易滋生螨虫；温度太低则会降低身体的免疫力，影响人的睡眠质量，而且容易致使人们感冒。所以，选择一床优质的被子，对人的睡眠和健康是十分必要的。

现在市场上的被子五花八门，价格的差距也比较大，那怎样挑选适合自己的被子呢？

首先，被子应该选用较宽大的。《老老恒言》有云："被取暖气不漏，故必宽大，使两边可折"。

由于最适宜的被窝温度是28~30℃，所以在选择被子的时候，应该注意体温和室内的温度。如果室内温度较低，就以棉花被为首选，它最大的特点就是保暖，但是会比较重；羽绒被是大多数人比较青睐的一种，它不仅保暖效果好，而且很轻，但是它的缺点往往会被大家忽视——存气量比较大，而且气体流通性比较差；多孔中空纤维被虽是一种和羽绒被比较相似的被子，但是价格却比羽绒被便宜，不怕压，容易保管，可吸湿性较差。值得注意的是，对化纤过敏的人要慎用这种被子。

如果室内温度比较高，蚕丝被则是最好的选择。蚕丝被轻、柔、滑、细，不仅触感好，抗静电，还可以吸湿。缺点是比较难整理，而且不能重压、暴晒、用碱性肥皂洗。除此，虽然羊毛被也是不错的选择，但这种被子需要干洗，保养费用比较高。

被子的轻重，也会对睡眠产生重要影响。我们选被子时应该尽量选轻一些的——厚重的被子会阻碍我们身体的血液循环，给身体增加负担。即使在寒冷的地方也不要盖太厚的被子，应该采用室内的取暖设备，反之，会严重影响睡眠质量。

不仅被子的轻重会影响睡眠，被子的柔软度也和睡眠的好坏有密切的联系。被子内的棉絮最好选择棉花。虽然现在被广泛使用的合成纤维比棉花更有弹性，但是它吸湿性很差，弹性过大，使用起来不仅会使我们感到炎热，而如果睡在这种被子上面头部和腰部还会下沉，从而影响人的睡眠。

晒被子相信是很多人都熟知并掌握的常识。尤其是在冬天的时候，我们需要经常将被子拿出去晒晒，以维持被子的干燥。经过太阳晒过的被子含氧量、保温力都会增加。当然，晒被子也是很有讲究的，也并不是晒的时间越长，晒的次数越多越好，最佳的晒被子时间是中午11点到下午2点，而晒的时间太长则会使被子的纤维脱落。就像棉被如果在阳光下晒3个小时棉纤维的膨胀程度就会达到极限，继续晒下去，棉纤维寿命就会缩短，引发脱落。

晒完被子之后也不要反复地拍打去灰尘，这种做法其实并不科学，被子晒完之后只需要用软毛刷子刷一下表面的灰尘就可以。而用化纤布料做的棉被是不适合在阳光下暴晒的，所以在晒这种被子的时候，需要在上面覆上一层薄膜进行保护，以免损坏纤维。

六

自我催眠，让你十分钟内
进入深度睡眠

　　自我催眠是一种常见的改善自我心理状态的心理疗法，通常应用于睡眠障碍症的治疗当中。相比于其他动物而言，人类具有灵活利用自己的意象和意识的能力，并通过利用大脑内的思维资源，进行有意识地自我教育、自我治疗等行为。其实，人们早已会用不同的方式进行自我催眠了，如祷告、印度的瑜伽术、中国道家的气功术、某些宗教仪式等。

　　催眠暗示对人们的生活可以起到重要作用。首先，催眠对于人的一些精神疾病可以起到很好的疗效。很多心理医生都会使用催眠术来治疗精神病患者根植于内心深处的一些问题，尤其是在催眠状态下，人会产生一种心理暗示，这种心理暗示可以改变人的情绪，思想意识和一些行为，提升人的肌体免疫功能。

　　其次，催眠可以帮助人们有效地改正生活中的一些不良习惯，比如吸烟、喝酒等。

　　再者，催眠还有止痛的作用，在一些发达国家，催眠已经被当做麻醉剂用在治疗牙病和妇产科手术上。

　　此外，催眠还是开发人类潜能的一种工具，有些外国人在学习中文的过程中总是不能很好地掌握中文的音调，但是经过催眠之后却可以准确地发音……。

　　现代人由于生活压力大，所以很容易产生很多睡眠问题，像是失眠、打鼾、梦游等，而催眠自然而然成为解决这些问题的有效办法。这一章，我就来为大家详细讲述一下催眠对于睡眠的奇特疗效。

1. 催眠术创造的睡眠奇迹

在西方心理学发展史上，奥地利著名心理学家西格蒙德·普伊塞格被认为是最有成就、最具影响力的心理学家。他在心理疾病治疗方面的成就广为人知，但是鲜为人知的是这位心理学巨匠也是催眠术的倡导者和发起人。

普伊塞格早在19世纪80年代在法国巴黎求学时，就已经开始接触催眠术。他的心理学导师是当时法国最有成就、最具权威的精神病医师马丁·夏科特。夏科特不仅传授他专业的医学知识，而且让他接触并了解了催眠术的相关理论。事实上早在几年前，当普伊塞格还在奥地利求学时，他就对催眠术产生了浓厚的兴趣。那时的他仅是一名维也纳大学医学院的普通学生，而因为在一次机缘巧合下观看了丹麦著名催眠表演艺术家卡尔·汉森的精彩表演，之后便对这种催眠术痴迷不已。后来，他在回忆录中谈起那次演出时写道："当时不仅是我的内心，就连我的灵魂也被汉森的精彩表演深深地震撼。我从没有见过比催眠还要神奇的事物，从那天开始我对催眠现象坚信不疑，所以在以后的日子里，只要有人对催眠术的真实性存在质疑，我就会放下一切和他争论一番"。

多年以后，已经在心理学领域有所成就的普伊塞格成了催眠术的忠实拥护者，并将催眠运用到心理疾病以及精神疾病的治疗当中。在治疗的过程中，有时他会对患者进行直接的催眠暗示；有时会将双手按在患者的头部进行催眠治疗；有时他还会和自己的好朋友——同样也是心理医生的约瑟夫·布洛伊尔合作，对患者进行心理治疗。他们合作最成功的案例当属对一个名叫安娜·欧的女性患者的治疗。当时安娜患有严重的臆想症，并整天臆想自己是一名外星人，并且会做出一些令人匪夷所思的事。虽然她的家人带她看遍了奥地利所有知名的医院，但是也没有太大的起色。后来，她的家人找到了普伊塞格，并向他说明了安娜的主要症状，于是普伊赛格开始对安娜进行心理治疗，但是在治疗过程中，普伊塞格一直没有找到安娜具体的患病原因。直到有一天在和好朋友约瑟夫·布洛伊尔的交谈过程中，他不经意地被好朋友提醒可以使用催眠的办法对安娜进行治疗，于是他开始对安娜实施这一办法。在被催眠的过程中，安娜可以将所臆想的症状和现实生活中的现象一一对应，而普伊塞格也因此找到了安娜患病的真正原因。此后，经过两个月的治疗，安娜成功从臆想症中摆脱出来。

从那以后，普伊塞格就对大脑中的隐秘部分——潜意识产生了浓厚的兴趣，并由此展开深入研究。研究过程中，欧洲一些初具规模的催眠理论也为他提供了强有力的理论支撑，并且他惊奇地发现，催眠术对治疗失眠也有非常好的效果。很多患者在接受催眠治疗以后失眠症状有了明显好转，并且治愈率高达74%。此外，经过研究，他发现，在催眠过程中失眠患者潜意识里对睡眠的渴望被无限地扩大，并在心里不断地暗示自己："我要睡觉"。这种暗示使失眠患者快速进入睡眠状态，从而有效缓解了患者的失眠症状，提高了他们的睡眠质量。

就在普伊塞格潜心钻研催眠术时，世界医学界发生了巨大的变化。19世纪中叶，随着一些科学研究方法的相继诞生，特别是脑电图（EEG）的发明，使得人们对睡眠的研究达到了空前的高度，医生们纷纷将脑电图应用于临床实验当中。当医生在给患者做脑电图实验时，通常要将正负电极置于患者的头皮上，以便更好地测量患者脑电活动变化，从而了解人的睡眠规律。1957年，心理医生德门特和克莱曼通过观察和记录脑电图的变化将人的睡眠分为四个不同的阶段。

当人们进入睡眠的第一个阶段时，脑电图呈现高频、低幅的波形特点，这与人们在清醒时所产生的脑电波形状十分相似。唯一不同的是，人在清醒或者浅睡眠状态时所呈现出的脑电波形是非常有规律的，而处于睡眠第一阶段时，脑电波的形状是不规则的。这一阶段，人们并不是真正处于睡眠状态，而是处于一种打瞌睡的状态，很容易受外界打扰。而如果此时将他们从睡眠中叫醒，他们可能会忘记刚才打瞌睡的经历。

而在第二阶段和第三阶段时，被催眠者和正常睡眠者的脑电波图有很大的差别。比如被催眠者在催眠的过程中不会出现第三阶段第六波，而正常睡眠者则与之相反。这一理论是由法国心理学家彻脱克和克拉伍兹在 1959 年提出的。他们还认为在第一阶段被催眠者之所以会出现与催眠状态下相似的脑电波图形，是因为当被催眠者在被催眠师催眠时，人是处于瞌睡状态的，而并非真正的睡眠状态。当然，这也有可能是由于脑电波不敏感所致——人的催眠本来就和睡眠的脑电活动存在差异，但是这种差异往往会被实验者所忽视。换句话说，如果催眠师对被催眠者进行"觉醒"诱导，而不是"睡眠"诱导，那么脑电波图会产生很大的变化。

既然科学已经证实催眠状态下的脑电波和睡眠状态下有所差异，那么为什么还会有那么多人认为催眠就是睡眠呢？那是因为在普通人看来，处于催眠状态下的人们和处于睡眠状态下的人们的表现十分接近：二者都可以在潜意识中产生与现实生活相同的情景，比如做梦。而人们之所以会认为催眠和睡眠相似的另外一个原因就是催眠易感性。美国学者埃文斯曾经在哈佛大学做过一场有关催眠易感性和睡眠质量关系的实验，实验表明人的催眠易感性和人们的入睡能力、睡眠质量有很大的关系。埃文斯认为，这种相关性可能是因为在人体内存在一种可以控制人意识水平和状态的机制，而这种机制无论是在睡眠状态还是催眠状态下都在发挥着作用。除了这两种现象以外，其实大多数人还是会正确判断睡眠和催眠两种不同的生理状态的。

在取得阶段性成果以后，德门特和克莱曼想方设法和当时最著名的普伊塞格取得联系，并希望得到他的支持和帮助。但是遗憾的是早在 19 世纪 90 年代中期，普伊塞格就放弃了对催眠术的研究，取而代之的是"联想治疗方法",而这种方法也被称为"谈话治疗"。

虽然后来催眠术得到了空前的发展,但不可否认的是,普伊塞尔的退出对于当时刚刚发展起来的催眠术无疑是一个沉重的打击,因为当时普伊塞尔已经成为世界顶尖心理学大师,拥有众多的追随者。当他宣布不再致力于催眠术的研究以后,有很多追随者也纷纷放弃对催眠术的研究。当时的一些学者也对普伊塞格突然放弃催眠术的研究做了多种猜测,虽然谁也没有给出肯定的答复,但可以肯定的是,普伊塞尔一定不是因为怀疑催眠术对失眠症缺乏效果而放弃对催眠症的研究的,因为在他众多治疗失眠症的临床经验当中,成功运用催眠治愈失眠症的例子太多了。当时也有很多评论家抨击普伊塞格根本就不擅长催眠术,所以才想出了自己比较擅长的方法——"联想治疗法"。对此,普伊塞格解释道:"在治疗的过程中,我发现催眠所能维持的时间很短,而且患者容易对催眠医生产生依赖,从而给治疗增加难度,所以我才转投其他治疗方法的研究"。

不管使普伊塞格真正放弃催眠术的原因是什么,但他在催眠领域的影响力都是巨大的,甚至可以这样说:他的开始,也是催眠术的开始,而他的放弃,则给了催眠领域致命的一击。

 2. 自我催眠怎样改善睡眠质量

人体脑部科学研究证明,人脑中的前额叶不仅与调节内脏器官活动的下丘脑之间存在着千丝万缕的联系,还能有效地调节思维和意识等心理活动。从某种程度来说,这种结构上的联系,是人类能够主观运用意象和意识来控制和调节各个器官生理功能的重要物质基础。

此外,人的潜意识对控制和调节人的消化系统、呼吸系统、免疫系统、血液循环、物质代谢以及身体的其他生理反应和神经反射都有着重要的影响。很多研究证明,处于催眠状态下的人的身体会出现不同的状态，而物质代谢也会产生相应的变化。如一个从事体力劳动的劳动者在被催眠时，他的新陈代谢要比平时高出25%；如果对其进行自体发生训练式的自我催眠，待其身心放松以后，新陈代谢则会比平时在安静状态下要低15%~20%。

因此，根据强化原则，催眠过程中的人们可以有意识地强化良好的心情、积极的情绪和正确的思维模式，并让它们在意识和潜意识当中进行浓缩保存，使其在大脑中占据重要位置，从而可以通过生理或心理作用机制对心理承受能力和行为进行有意识地控制和调节。

实际上，自我催眠就是个体利用一些催眠技巧，来对自己进行催眠，从而改善自己的睡眠质量。在日常生活中，只要我们细心观察就会发现，自我催眠已经应用于方方面面，如中国道家的气功、基督教的祷告、佛教仪式以及印度的瑜伽术，这些都是以自我催眠为基础的。那么，怎样的催眠才能有效地改善人们的睡眠质量呢？

首先在进行自我催眠时，催眠者一定要具备专业全面的催眠知识，要对催眠的相关知识如催眠的疗效、步骤以及可能会产生的副作用等有一定的了解，然后催眠的实施者还需要找一个安静的环境以及选择适合自己的放松方式，只有这样才能更好地进入催眠状态中，从而取得最佳的催眠效果。

说到自我催眠，我来向大家简单地介绍几种自我催眠的方法。

（1）深呼吸就是一种常见的自我催眠方式。深呼吸可以让我们的身体排出肺内残气和其他代谢产物，吸入更多的新鲜空气，以补充各器官生理活动中所需要的氧气，进而提升和改善各器官的功能。此外，深呼吸可以使我们身体各部分器官的肌肉得到大幅度地运动，从而使肌体获得更多的氧气，增强体内血液循环，而且这对于消除疲劳紧张的情绪也是十分有益的。下面，我就教给大家正确做深呼吸的方法与步骤。

首先，慢慢把眼睛闭上，并用心感受一下在黑暗状态下的身体状况。然后，尝试着做几个比较长的深呼吸，次数因人而异。这时你会感觉到身体异常放松，心情随之变得愉悦。接下来的环节是整个催眠过程的关键之处，被催眠者要在心中不停地暗示自己："从 1 数到 20，每数一个数字，意识就会进入更深一层状态，身体也会变得更加轻松和宁静，当数到 20 的时候，身体就会完全进入催眠状态，身心也会变得非常愉悦和舒畅"。在进行完心理暗示 5～10 秒以后，再在心中从 1 到 20 进行默数。在这个过程中，自我催眠的实施者要尽量让自己觉得非常享受。当数到 20 的时候，让自己全身心地投入到舒适、宁静、安详的催眠状态中，直到完全进入到催眠状态。

做完上述的所有步骤以后，开始想象自己的右脚如铅球般沉重，与此同时，你也会觉得身体的其他部分越来越轻，如此反复做 3 次。然后用相同的方法想象身体的其他部位，如左脚、左右手、胸部、腹部以及头部等。等到身体的其他部位或者器官都做过一遍以后，你会发现身体有一股暖流正在流动，使你感觉异常的温暖、舒适、放松。当然，这时你也可以在脑海中想一些你喜欢或令你感到幸福的场景，如你可以想象自己此时正躺在巴厘岛温暖的沙滩上，暖暖的阳光透过皮肤进入你的身体，温暖的海风将你的烦恼和压力一扫而光。也可以想象自己正漂浮在海水中，温暖的海水将你紧紧地围绕，你的身体随着海浪上下漂浮，海水不断冲洗着你的身体，将你体内的压力和消极情绪全部冲走。

当你完全进入催眠状态以后，可以进行反复的心理暗示，如"我每个方面都很优秀，而且会越来越好"，并在心中默念 20 遍后，睁开眼睛，这时你就会感到神清气爽，容光焕发。

（2）自我想象催眠法。在实施这种催眠法之前，我们首先需要选择一个光线较暗的安静环境，然后放一些轻柔的音乐，像班得瑞的轻音乐系列就是很好的选择（这些轻音乐对我们的身心能够起到很好的净化和愉悦作用。当然，也可以不放）。接下来，将身体靠在沙发或者椅子上，使全身肌肉放松，此时想象你正置身于一片白茫茫的云雾中，云雾的上方是太阳。我们可以把云雾想象成障碍、压力和坎坷，把太阳想象成是胜利的曙光。起初太阳的影像还比较模糊，之后当云雾全都散去，太阳逐渐变得清晰，随后阳光四射，普照大地。一切想象的情境定型之后，开始练习自我暗示。步骤如下：

先数"1，2，3"。数完后想象自己的身体被云雾缭绕。然后，将左手的小拇指动一下，再数"1，2，3"。数完后，想象云雾就是日常中阻碍我的烦恼和困惑，这些都使我的情绪受到波折，就在此时，天空出现了太阳，虽然还比较模糊，但是它正在慢慢地升起……此时想象阳光正在逐渐穿透云雾……云雾开始慢慢蒸发……最后完全消散，太阳真正的出现在我的面前了，阳光照在身上，多么暖和！随后想象着阳光进入了我的大脑，我把这些阳光看成是希望的代名词——自信、乐观、成功，然后我将这些正能量全部吸入到体内，顿时，身体充满了力量，好像还在熠熠生辉……这时候，从1数到20，数完后，睁开眼睛，一切又恢复了正常。

上面的想象催眠法是一种典型的催眠方法，操作的要领是一定要集中精力进行想象，如果再配上背景音乐效果会更好。如果想象的画面一直不清晰，那么我们就一直使用导语进行自我暗示，强迫自己的神智和思想进入到虚幻的情景当中，而多次暗示之后，画面就会越发清晰。特别提醒一下，这种催眠方法其实只适用于想象力比较丰富的人，想象的时候可以根据自己的兴趣在脑海中勾勒不同的场景，比如自己正在辽阔的海边晒太阳，在清晨静谧的泉边呼吸新鲜空气等。当你感到压力特别大的时候，可以想象自己是一块蓄电池，而自己的面前是一道无限延伸的白色光芒，你正在尽情地吸收着光的能量……总之，要想象一个自己感觉最舒服的场景，从而将自己置于一个最美妙的催眠状态。

（3）催眠磁带自录法。在实施这一催眠术之前，需要准备一盘空白磁带和一个录音设备（最好来点儿音乐）。准备好后，开始实施催眠：将全身放松，从20倒数到1，慢慢地将自己导入到催眠的状态，然后对自己进行暗示。暗示完毕以后，从5数到1，最后将自己唤醒。

而具体的暗示语可以是这样的：现在我要带你进入爱丽丝的仙境，那里的清晨充满泥土与青草的清香，空气是那样的清新醉人。接着从1数到10，重复几次这样的暗示和数数，而每重复一次，你会进入到更深的催眠状态。

这种催眠方式的操作要领是：在进行自我暗示的时候将自己的语速尽量放缓，而语调要沉着、镇静，最好是充满磁性的。在将自己导入到催眠状态以后，再根据自己的需要进行自我暗示。如果你的面部肌肉比较紧张，那么可以将自己的注意力全部放在面部肌肉上，对着它进行暗示。最后，千万不要忘了暗示自己醒过来。整个过程，我们需要用磁带或者录音设备进行录制，这样一张属于自己的催眠磁带就做成了。

看到这里，有些人就会问了："这和想象催眠的方法有什么区别吗？"要说到区别，其实，它们在本质上都是一样的。只是，自己录制的催眠磁带能够更加有效地帮助自己了解属于自己的"催眠敏感点"，就是让你更加清楚地认识到什么样的方法和暗示能够帮助你更加舒适地进入到催眠的状态。尤其是当你心神不安的时候，一般的方法很难让你平静下来，而如果你有一张属于自己的个性化催眠磁带，听着自己的声音进行催眠，就可以产生极好的效果。当然，如果你比较喜欢别人的声音，也可以请你喜欢的人帮助你进行录制。

综上所述的三种自我催眠的方式，都是非常有效的刺激身体内在能力的办法。但是自我催眠也不是对什么病症都有用。所以，人们也不要把自我催眠想象得那么无所不能。此外，病情比较严重的时候，我们还可以请求专业催眠师的帮助，他们能够更加有效地帮助你处理一些精神方面最根本的问题。自我催眠固然好，但是也得对症下药才能取得最好的效果。

3. 催眠术与睡眠质量

催眠术最早出现于奥地利，1774 年奥地利心理学家麦斯麦医生用"动物磁力"的心理暗示方法开创了催眠术的先河。1841 年，英国心理学家布雷德尔在其著作《神经催眠术》当中正式将心理暗示技术命名为"催眠术"。到目前为止，催眠术已有 240 年的历史，最初催眠术在心理治疗方面运用的最多，但是近几十年里，催眠术开始被广泛应用于各个领域，比如婚恋、运动、职场、警务、医疗麻醉以及演艺中等。

尽管催眠术已经被广泛应用于心理治疗、演艺等多个领域，但是在现实生活中还是有很多人认为催眠术非常神秘，而且认为催眠术和巫术或者魔术相类似。其实，正如人们所想，现代的催眠术就是从古代的巫术发展过来的。国内外的史书对于催眠术都有一定的记载，只是由于当时的医学不发达，所以他们所实施的催眠偏向于神学，并且会带有一定的迷信色彩（这种现状一直持续到 18 世纪）。我国著名心

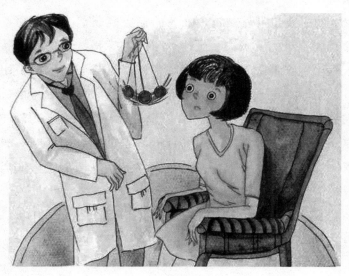

理学教授郝滨在其著作《催眠与心理压力释放》中把催眠的发展史具体划分为三个阶段，分别是神学时代、流体力学时代和心理生理学时代。

心理生理学时代的催眠主要有两种基本形态，分别是父式催眠和母式催眠。其中，父式催眠是指催眠的实施者用一种命令式的口吻发布催眠指令，使被催眠者不得不遵循催眠指令。在父式催眠的过程中，催眠师一般会根据患者的具体情况或者同一患者在不同情况下的不同状态选择不同的催眠方法。而母式催眠指的是运用温情善良去逐一攻破被催眠者的心理防线，也被称为医疗中的"糖衣炮弹"。

虽然催眠术在医学治疗方面有显著的疗效，但是并不是每个人都可以被催眠的，而且每个人由于自身情况的不同，所取得的催眠效果也会有所不同。通常来讲，催眠效果一般取决于两个方面的因素：一是催眠师的专业素质和技能；二是被催眠者的具体情况。相比于有主见、比较强势的人，那些没有主见、容易受他人意见影响的人更容易被催眠，而且被催眠的效果较前者要好得多。另外，如果被催眠者有较强的心理暗示接受能力，并且对催眠术和催眠师持有一种信任的态度，催眠就可以顺利进行。

催眠术的主要特点就是被催眠者的自主判断能力、自主意愿行动能力逐渐减弱直至完全丧失，进而处于一种意识恍惚的心理状态。在催眠的过程中，被催眠者会按照催眠师的指示或者暗示做出相应的反应，而且催眠时的心理暗示效应可以一直延续到催眠后的很长一段时间。因此催眠术作为一种心理疗法可以有效缓解并消除患者的焦虑、不安、紧张、失眠以及抑郁症等其他威胁人类身心健康的疾病，是一种用来改善、治疗人们心灵创伤的科学疗法。具体来讲，催眠具有以下几个方面的作用。

（1）催眠可以帮助人们树立信心，从而肯定自身的存在价值，并有效改善人们的消极情绪。

（2）催眠可以有效改善人们的睡眠，提高人们的睡眠质量。

（3）催眠可以改善人们的生活品质、让人们以积极的态度去面对生活中所遇到的挫折和挑战，实现自己所制定的目标。

（4）催眠还可以有效促进人们的身心健康，有效缓解并消除慢性疾病的症状，如胃溃疡、肌肉痉挛等，对胸闷气短、偏头痛以及各种皮肤疾病都有很好的控制作用。

尽管催眠术已经被广泛应用于现实生活中的方方面面，但是很多人对催眠术还存有以下一些质疑：

（1）催眠术是否就是让人睡觉？在现实生活中，有很多人会存在这样的误解：认为催眠术就是把人整睡。但是事实并非如此，催眠术不是专业催人入睡的技术，催眠状态和人的睡眠状态是有很大的不同的。虽然在催眠的过程中，被催眠者像是睡着了一样，但是被催眠者和催眠师仍会维持一种密切的感应关系，他的潜意识活动在催眠师的引导和帮助下依然会发挥积极的作用，而且被催眠者在催眠的过程中，其休息的深度和质量会高于睡眠。虽然有时被催眠者只是被催眠了十多分钟，但是也像睡了很久一样，这样人的睡眠质量也就提升上去了。催眠术不仅对失眠有很好的缓解作用，并且可以对人的身心健康进行全面而有效地调整。

（2）被催眠者在被催眠以后，会不会醒不过来了？被催眠者在潜意识中和催眠师保持着通话状态，并且通过身体的感官系统和外界保持着联系。一旦催眠师停止催眠或者下达醒来的指令，被催眠者就会马上醒来。当然，如果长期将被催眠者放任不管，那么被催眠者就会进入睡眠状态，而等到充分休息以后，被催眠者就会自动醒来。相比于一些抗失眠的药物，催眠不会对被催眠者造成任何的副作用或者不良后果。同样，催眠师也可以运用催眠技巧将处于正常睡眠状态中的人转入到催眠状态，这在医学上被称为"睡眠性催眠术"。

（3）被催眠以后，会出现一些神奇的改变吗？催眠虽然对人的心理具有一定的调节作用，但它并不具备改变人心理活动和情绪的功能。在催眠的过程中，被催眠者的意识活动水平会有所降低，但是人的潜意识活动水平反而变得更加活跃，这时不同的被催眠者会有不同的表现：有的会出现意识不清的情况，只能听到催眠师所下达的指令；有的则会认为自己非常清醒，周围的声音都可以听得很清楚，甚至没有被催眠的感觉，但是不管出现哪种情况，都不会影响催眠的治疗效果。当然，在催眠的过程中，被催眠者越是配合催眠师按照他的指令去感受和体验，就越会从催眠中得到更多有益的东西，催眠效果也就越好。

（4）催眠对人的心理健康会不会产生不良的影响？催眠本身是一种非常有效的心理调整和治疗方法，只要催眠师操作规范，就不会对被催眠者产生不良的影响。即使在催眠的过程中被催眠者会有不适感产生，但这种不适感会在下次催眠中得到缓解或解除，不会给被催眠者留下"后遗症"。当然，由于催眠的特殊性，特别是一些带有心理治疗和训练内容的催眠，在实施的过程中，会产生一些奇特现象，而这些现象即使是最顶端的心理学理论也很难解释得清楚。如感觉超敏现象（催眠师暗示被催眠者有一块被烧烫的金属块放在他的身上，那么被催眠者就会感觉到疼痛，并且皮肤上真的会出现被烫伤的痕迹）、记忆恢复或遗忘、行动和思维分裂等。正是因为有这些令人无法解释的现象，才使得催眠术充满刺激性和挑战性，这也是其迄今为止不被医学界完全接纳的原因之一——虽然它也有一套非常严谨、完整的理论。

虽然催眠对人体没有太大的副作用，但是在实施催眠的过程中，也要注重以下几个方面的内容，否则会对催眠效果产生影响。

（1）实施催眠的环境和时间。通常来讲，催眠环境要以安静舒适为主，这样有利于患者在放松的心情下更好地进入催眠状态。而催眠时间最好不要超过1个小时，否则会影响催眠质量。

（2）调整生活习惯。为了取得更好的催眠效果，被催眠者要适当地调整自己日常的生活习惯，以一种平和的心态去面对催眠，并保持稳定的生活规律，同时要向催眠师真实地反映催眠中的感受和催眠后的变化。

（3）实施催眠的一些禁忌证。虽然到目前为止还没有发现一例因催眠暗示引发严重后遗症的实例，但是在实施催眠的过程中也要注意一些选择性适应证，并同时避免催眠术的禁忌证，以免产生不良的后果。其中催眠术的禁忌病证主要包括：①精神分裂症或者其他比较严重的精神疾病——对这类患者进行催眠可以导致其病情的恶化或者诱发其出现幻听、幻视；②脑器质精神疾病并伴有意识障碍的患者——对他们进行催眠会导致其病症加重；③严重的心血管疾病患者，比如心力衰竭、高血压、冠心病、脑动脉硬化等；④对催眠有恐惧或怀疑心理，在听完催眠师详细解释以后仍持有怀疑态度的人。

4. 最令人愉快的疗法：音乐催眠

早在 2010 年，网络上的一首催眠曲突然爆红。从此"催眠音乐"一词逐渐进入普通大众的日常生活。那什么是催眠音乐呢？所谓的催眠音乐是一种使人听完以后可以快速进入催眠状态的音乐。其实，现代催眠音乐治疗法起源于第二次世界大战期间。当时美国的军医布莱恩发现，聆听一些具有催眠效果的音乐不仅可以有效缓解伤员的情绪，同时还可以有效降低伤员的感染率和死亡率。于是，布莱恩将这一现象写成一篇文章并发表在美国第一杂志《时代周刊》上。文章一经发表，就引起世界各国心理学家、医生以及普通民众的关注。在战争结束以后，美国的一些心理医生开始尝试着将具有催眠功效的音乐运用到临床治疗当中，并经过多次的临床试验证明催眠音乐具有安全和有效两大特点。

随着神经生物学、生理学、心理学等多个领域专家的参与，催眠音乐从情绪情感反映到调节人体各个器官功能，从对音乐心理学在音乐神经生物学的深入研究，使得催眠音乐逐渐成为一种治疗方法。

在现实生活中，很多人都知道音乐不仅是一门具有欣赏价值的艺术，而且可以有效地改善人们的睡眠质量，对人的身心健康有一定的调节作用，从而影响人的情绪和行为，有效缓解人们的紧张、焦虑情绪，所以有越来越多的心理医生将音乐疗法应用于临床治疗当中。

众所周知，节奏、音色、旋律、速度、力度等不同的音乐，对人的情绪会产生不同的作用，同样曲调不同的音乐可以使人产生不同的情感反应，比如说 A 调使人激昂，热血沸腾；B 调哀怨，可以使人产生悲伤、忧郁等情绪；C 调平和、轻柔，可以放松人的身体和心理；D 调强烈热情，可以振奋人心；E 调温婉，可以使烦躁、躁郁的情绪快速安定下来；F 调激荡，可以让人充满活力与精力。

临床实验表明，音乐对于人的精神有很好的调节作用。各国的科学家也作出了合理的解释：音乐所产生的声波是一种富有节奏的声波，它可以通过听觉系统传入到人的大脑中枢神经系统，唤起人们对未来的憧憬和对幸福生活的向往。正所谓"抱琴看月去，听笛闻风来"，经常听音乐的人，他们的情感也会在听音乐的时候得到缓解和释放，精神也会因此变得振奋起来。

一首优秀的曲子之所以会产生如此多的效果，那是因为在音乐创作的过程中作者将自己的情感全部倾注到音乐当中，将他对情感以及世界的理解和看法用微妙、细腻的手法融入到音乐当中。所以通常而言，一个作者对于这个世界的理解越深刻，那么他所创造出的音乐就会更加富有感染力。在现实生活中，不管是在街上还是在音乐厅，我们总能听到一些振奋人心的音乐，比如说俄罗斯著名钢琴大师柴可夫斯基的《一八一二交响曲》、匈牙利天才钢琴家赖热·谢赖什的《黑色星期五》、德彪西的钢琴协奏曲《梦》以及世界著名钢琴演奏家贝多芬的《命运交响曲》。人们在听了这些音乐以后会不由自主地感到兴奋，并且感到精神振奋，心情也会变得开朗。而一些传统的音乐，如《春江花月夜》《被风吹过的街道》《平湖秋月》等，就会像一泓清泉直入人的心灵，将人们心中所有的不愉快和烦恼全部洗涤干净，使人从灵魂深处感到轻松和愉快。

正是由于音乐具有上述的功效，所以音乐对于失眠有很好的治疗效果，特别是那些具有催眠效果的音乐。让患者经常听一些具有催眠效果的音乐，比如一些节奏舒缓、韵律优美的民乐、轻音乐等，可以有效调节患者的呼吸和心率，消除内心焦虑不安、烦躁的情绪，使患者的情绪逐渐变得放松、平和、安静、祥和，从而快速进入睡眠状态。而对于那些同时患有焦虑、抑郁症状的失眠患者，听一些轻柔、优美的抒情音乐，可以有效地缓解他们的不良情绪，并有效缓解或消除焦虑、抑郁症状。如果患者可以随着音乐哼两句，那么所起的效果就会更加明显，这样可以快速地使人忘记忧愁，沉浸在轻松、愉悦的音乐当中。这对睡前的紧张状态有很好的缓解作用，而且坚持一段时间后失眠症状会逐渐消失。

我国传统的中医学也同样认为音乐可以治疗多种疾病，其中就包括失眠症。在我国医学巨作《黄帝内经》中就有"五音疗法"的记载。这里所说的"五音"指的就是我国传统乐理当中的"五声"，分别是宫、商、角、徵、羽五个音节，中医将这五个音节分别对应于人的五脏，并由此总结出"宫动脾、商动肝、角动肺、徵动心、羽动肾"的"五音疗法"原理。中医师认为，宫、商、角、徵、羽对人的心理状态会产生不同的效果。在我国医学名著《金峨山房医话》中就将运用五音来治疗疾病的方法总结归纳为："宫音悠扬而长久，具有利脾助肺之功效，可促食欲；商音坚硬有力，可利肺除燥，化解情绪，使人身心宁静；角音通畅缓和，利肺解郁，促进睡眠；徵音旋律优美，抑扬顿挫，可调节血脉，使人精神抖擞；羽音柔和通彻，可隐忍遐想，具有启迪心灵的功效。"此外，在我国《乐记》中也曾对"五音疗法"有所记载："乐至而无怨，乐行而伦清，耳目皆聪明，气血平和，天下安宁。"

从上述的几个例子当中我们不难发现，音乐对于改善睡眠有很好的作用，那么选用什么样的音乐才能更好地促进人们睡眠呢？通常而言，我们应该选择那些节奏缓和、轻柔的轻音乐、民乐或者具有催眠功效的音乐，而不是那些节奏激烈、粗狂的摇滚乐。在一些经济发达的欧美国家，特别是以浪漫著称的法国，有很多广为流传的催眠音乐，比如说《摇篮曲》《催眠曲》《妈妈》《宝贝》等，这些曲子都是因为其具有较强的催眠效果而被广为流传，而一些妈妈在哄小朋友睡觉的时候嘴里也都会哼唱这些曲目。对于催眠音乐的选择上，每个人会因为性格、所接受的教育程度、地区、年龄等因素的不同而存在差异，有些人喜欢一些经典的曲目，比如说《平沙落雁》《仲夏夜之梦序曲》《被风吹过的小镇》《春江花月夜》《催眠曲》等；有些人富有浪漫情怀，就会选择一些比较浪漫的音乐，比如说《致爱丽丝》《奇迹发生在你的眼睛里》《巴格达的星星》等。失眠患者可以根据自身的兴趣爱好、性格特点以及生理情况选择适合自己的音乐。这样坚持一段时间以后，就会对失眠起到很好的治疗效果。

每晚在临睡前听一首具有催眠效果的音乐，可以使人快速进入睡眠状态。在听音乐的过程中可以将自己想象成一个孩童，在夏日的傍晚坐在庭院中的梧桐树下听祖母讲故事，或想象自己正躺在温暖的海滩上，身心全部放松，这时所有的烦恼就都会随着海风远逝。

尽管目前有很多的科学实验表明，催眠音乐可以有效改善人们的睡眠质量，但还是会有很多人对此存有以下一些质疑。

（1）"催眠音乐"真的可以催眠吗？对于网上流传的"催眠音乐"具有催眠效果，有很多的网友对此提出了质疑。其实，网友的质疑也不是没有道理，虽然在一些催眠过程中，催眠师会向被催眠者下达一些催眠指令（网上流传的催眠音乐也有可能是其中的一种），但是其催眠效果微乎其微，网友所说的可以通过催眠来了解前世今生的事情也是根本不会发生的。之所以会有人产生这样的想法，是因为他们把催眠想得过于神秘了。实际上，催眠仅是心理暗示的一种，它是一种可以让被催眠者集中注意力，从而陷入潜意识当中，然后准确寻找某一疾病产生的原因的一种方法。

（2）催眠可以让他人说出银行卡密码吗？有不少人认为，在催眠的过程中，催眠师可以利用催眠的方法，在被催眠者不知情的情况下让他说出银行卡的密码。对此，我国著名的催眠大师杨发挥解释道："网友的担心，在现实生活中根本就不会发生。因为即使在被催眠的状态下，只要催眠师对被催眠者发出具有侵害性的指令，被催眠者就会自动开启自我保护能力，不会做一些对自己不利的事情，更不会将自己的秘密透露给他人。"

（3）催眠真的可以帮助人解决心病吗？各大卫视的一些王牌节目，比如说湖南卫视的《天天向上》、安徽卫视的《鲁豫有约》等都曾请来过全国甚至世界有名的催眠大师，在节目现场挑选观众进行催眠，而且都会有奇迹发生，令台下和电视机前的观众兴奋不已，于是有人就产生了催眠可以治疗心病的想法。但事实上，催眠是不能治疗心理疾病的。但是对于某些疾病的治疗却有很好的作用，比如我们常见的性功能障碍、心脑血管疾病、精神病等。但患有心脏病、严重的肺病的患者不可进行催眠，否则会造成严重后果。

七

怎样克服睡眠障碍

随着经济的快速发展以及竞争压力的逐渐增大，影响睡眠的因素也在随之增加。我国今年世界睡眠日的主题是"健康睡眠进社区"，这一主题突显了有关部门对全民健康睡眠的关注。对于那些存在睡眠障碍的人来说，在考虑如何克服睡眠障碍之前，很有必要搞清楚到底什么是睡眠障碍？临床上产生睡眠障碍的原因都有哪些？一般而言，临床上确诊睡眠紊乱要经过一个漫长的时间，这主要是因为生活中形成睡眠障碍的因素有很多，有来自环境方面的因素，也有来自生理和心理方面等其他方面的因素。但不管造成睡眠障碍的原因是什么，可以确定的是睡眠障碍所引发的一些常见的症状，如失眠、噩梦、梦游等，有时更为严重的还会引发睡眠中呼吸暂停等危险病症。本章我们就围绕着睡眠障碍展开几个话题的探讨：是哪些因素导致了睡眠障碍？常见的睡眠障碍有哪几种？我们应该怎样克服睡眠障碍？我相信，通过阅读这一章的内容，读者会更加重视睡眠障碍对于人体健康的重大影响，从而更加重视自己的睡眠质量，真正做到：关爱睡眠，珍惜生命。

 1. 造成睡眠障碍的因素有哪些

说到造成睡眠障碍的因素，其实和影响我们睡眠的因素是大同小异的。在前面的几个章节中，对于影响睡眠的几个因素和具体的应对方法我已经详细讲过了，比如我们应该准确抓住身体发出的入睡信号，遵循生物钟，顺应睡眠节律；在睡眠和生活习惯的论述中，我们知道了造成睡眠障碍的因素——吸烟、喝酒、喝刺激性的饮料；在讲到："要把你的卧室打造成睡眠天堂"的时候，我们懂得了睡眠环境对于我们睡眠的重要影响（睡眠环境不好，也是导致睡眠障碍的关键因素）。而在这一章节中，我主要讲一下造成睡眠障碍的心理因素。

科学家们研究发现，孤独、紧张、自闭等不良的心理因素也会对人的睡眠质量造成伤害。这些不良的心理因素会削弱人的意志力和决心，不利于人们保持健康的生活方式。与普通人相比，具有以上不良情绪的人们，白天时常感到昏昏沉沉，毫无精神；夜里则头脑清醒，往往需依赖安眠药才能入眠。而具备以下情况的人，睡眠质量会更差。

（1）孤独感。美国一项调查研究发现，在对54名参加研究的大学生跟踪调查后发现：有不良心理因素的人睡眠质量很差——他们比正常人睡眠时间短，而且醒得早。有的老年人由于晚年时丧偶而孩子已长大成人，远离自己，从而会给老年人的内心带来孤独和惆怅之感。心理学家研究表明，老年人最害怕的就是孤独。每当夜幕来临时，老年人独自躺在床上，孤独感油然而生，所以对他们来说在床上辗转反侧、失眠是常有的事。显然，不良的心理因素往往是造成他们失眠的主要原因。

为防止孤独感的产生，人们在日常生活中需做好以下几件事。

1）建立有规律的生活习惯。饮食、活动、工作、学习、睡觉等都要有规律、有节奏地进行，尽量不要随意打乱自己已有的生活规律，因为一旦生物钟被破坏，人就会产生轻微的睡眠障碍。

2）多参加有益的文体活动。参加文体活动可培养积极乐观的情绪，这不仅会增添生活乐趣，还会增强人的体质。

3）多参加有益的社交活动，多交朋友，这样可以降低人的孤独与寂寞的不良情绪，帮助人们开拓心胸，甩开引发睡眠障碍的不良心理因素。

4）学会控制情绪，所谓"忍一时风平浪静，退一步海阔天空"。为了舒缓暴躁、易怒的脾气秉性，可适当参加一些品茶、看画、练瑜伽等平缓的活动。这样人们就可逐渐拥有良好的情绪，从而拥有良好的睡眠。

（2）抑郁

曾有一条新闻报道称："有一个青年，结婚刚刚 1 年，却因为与妻子时常闹矛盾而引发了睡眠障碍。青年一直没有想办法调节、治疗，以至于他的睡眠障碍长达 3 年之久，最终因为病情逐渐加重，而导致了他精神失常"。可见，失眠对身体健康所产生的影响是非常大的。

临床证明，长期失眠可能是患精神疾病的早期警告，在那些饱受失眠侵蚀 1 年以上的患者中，发生抑郁的危险性非常高。而抑郁症可以衍生出睡眠障碍，睡眠障碍又会加重抑郁症。

抑郁症患者的大脑中化学物质的分泌水平较低且不平衡，这会使人们的睡眠变得困难且白天疲倦感增加。其睡眠障碍通常表现为以下几方面。

1）嗜睡。患者每晚可睡 12 小时，有时白天还会睡 2~3 个小时。

2）失眠。入睡后，容易在半夜醒来，醒来后却无法继续睡下去，往往在床上睁眼到天亮。

3）噩梦。入眠后，常常出现做噩梦的情况，一夜醒来数次，反反复复，睡眠质量低下。

睡眠障碍的轻重程度与抑郁症的严重程度有直接的关系。当病情加重时，睡眠的时间就会缩短，而且白天极容易感到疲劳和失落，而到了夜晚时患者本身并无睡意。

大约 80% 的抑郁症患者存在睡眠上的问题，如果你长期承受睡眠障碍等问题的困扰，不妨试试以下这些治疗方法。

1）坚持规律的作息时间，即每天同一时间睡觉，同一时间醒来，节假日也不例外。

2）在睡前 2~3 个小时内不要做剧烈运动，而白天运动可以促进人产生疲劳感，从而有助于睡眠。

3）不要在睡前 2~3 个小时内吃过多的东西，因为肠胃一直奋力消耗掉体内的食物，而消化作用会使人的大脑保持清醒。

4）睡前喝一杯温牛奶或者蜂蜜水，可有效促进睡眠。

5）养成一些睡觉前的助眠习惯，如睡前看一会书，或者听一首节奏柔和的钢琴曲等，这些习惯都可以有效地帮助你轻松入睡。

6）睡前不要吃富含咖啡因的食品或饮料，除了咖啡、碳酸饮料等，很多人不知道，巧克力中也富含有咖啡因，所以睡前要避免吃过多的咖啡因制品。

7）放松心情，多和朋友们一起聊天、聚会，以减少自身的抑郁情绪。

8）放松身体，可在睡前做一些伸展运动或者瑜伽，来放松一下身心。

9）摒弃"不该担忧"的情绪。很多人，对未来未发生的事情往往过于担忧，而如果不想被这种情绪干扰，这些人就要在睡前自我提示，不要"瞎操心"，只要解决掉眼前发生的问题就可以了，对那些未发生的事情，要保持一种顺其自然的心态。

（3）焦虑症。焦虑是一种复杂的心理，它始于对某种事物的热切期盼，并形成了一种担心失去这些期待、希望的多种情绪。焦虑不只停留于内心活动，如烦躁、压抑、愁苦等，而其外部表现形式为，不能集中精力去工作、坐立不安或者失眠多梦等。如果一个人久陷焦虑情绪中，内心常常会被不安、恐惧、烦恼等情绪控制，而行为上就会出现退避、消沉、懊恼、自我谴责等，久而久之，就容易患上焦虑症。

患有焦虑症的患者都有程度不同的失眠障碍，焦虑性失眠最突出的临床症状就是入睡困难——患者躺在床上后，总会下意识地胡思乱想一些事，以至于翻来覆去睡不着。长此以往，患者就会出现肝阳上

六、肾气阳虚等症状。广泛性焦虑症大约有 70% 的患者都有睡眠障碍，其中达到中、重度失眠的患者约 30%。

而对于焦虑性神经症失眠的治疗主要以调和心理为主，以适当配合药物进行综合治疗。此外，还可通过以下方法进行自我治疗。

1）增加自信。自信是治愈神经性失眠焦虑的"灵丹妙药"，所以焦虑性失眠的患者，可先增加自信心，以减少自己的自卑感。这样，可降低焦虑程度。

2）自我反省。对于许多神经性焦虑失眠患者来说，要经常进行自我反省，把潜意识中引起痛苦的事情诉说出来，将不良情绪发泄出去，致使焦虑等症状得以消失。

3）自我松弛。自我松弛，也就是自我调节。通过自我调节使自己从紧张的情绪中解脱出来，这样才有助于自己的睡眠。

4）自我催眠。焦虑症患者大多数有睡眠障碍，他们时常会突然从梦中惊醒，此时患者可借助想象一些美好的画面进行自我催眠。

2. 两种相似的睡眠障碍：打鼾和睡眠呼吸暂停综合征

打鼾是人在睡眠中经常出现的现象，据调查，睡觉打鼾的人约占总人数的 30%。所以，很多人都会理所当然地认为打鼾是一种司空见惯的行为，没有什么大不了的，甚至觉得打鼾是睡得香的表现。其实

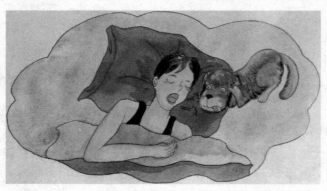

不然，小小的打鼾现象实则是健康的大敌。医学研究表明，人在打鼾时上呼吸道不是顺畅的，所以打鼾时，他们是经常会被自己的这种行为憋醒的。

由于打鼾时，呼吸道比较狭窄，阻力增加，所以对于打鼾者来说，他们夜间的睡眠呼吸是很困难的。这样一来，他们通常会张着嘴巴呼吸，而此时空气中的粉尘、冷空气都会进入他们的喉部，这极易使他们患上咽炎等呼吸系统疾病。此外，打鼾还是高血压、心脑血管疾病的主要源头之一。由此来说，打鼾是一种病。

很多人会认为打鼾的主要群体是一些肥胖的人，所以认为肥胖症是打鼾的主要原因。但是除了肥胖之外，还有诸如鼻炎、咽炎、扁桃体炎等也是引起一些人打鼾的主要因素。而对于打鼾的治疗措施，患者可以先采用睡眠呼吸监测，监测睡眠呼吸的主要部位；其次需要配合手术，而如果是因为鼻腔狭窄就做鼻腔加宽手术。

除了手术治疗之外，为了防止打鼾，我们在日常生活中应该注意以下几点。

（1）加强锻炼身体。日常生活中一定要做到劳逸结合，经常在工作之余做一些像慢跑、广播体操、太极拳之类的运动。

（2）枕头高度要适中。枕头不宜枕得太高，以防咽喉与气管形成一个不规则的角度而影响呼吸。

（3）切忌仰睡。

（4）睡前禁忌饮酒，服用安眠药，这些都有抑制呼吸的作用。

（5）治疗原发病。对于引起睡眠障碍的一些根本原因，应该积极地进行治疗，像肥胖症以及内分泌紊乱的患者应该趁早针对病因进行治疗。当然，这也是一个比较缓慢的过程。

以上我们简单地介绍了打鼾这种睡眠障碍，还有一种和打鼾比较相似的睡眠障碍，那就是睡眠呼吸暂停综合征。

睡眠呼吸暂停综合征是一种较之打鼾来说更加严重的一种病，睡眠时，由于我们吸气，软腭组织关闭，呼吸道阻塞，患者产生呼吸困难，因而产生呼吸停止超过 10 秒，这就是呼吸暂停的形成过程。呼吸暂停时，我们血液中的氧含量急剧减少，致使身体严重缺氧，而如果这种情况频繁发生，那么就可以诊断为睡眠呼吸暂停综合征了。

这种睡眠障碍的症状和打鼾是很相似的，就是睡眠时鼾声巨大，还伴有呼吸暂停和憋气的现象。具有这种睡眠障碍的人在晚上睡觉时经常会因做噩梦被惊醒，从而使自己的睡眠质量严重下降，而且病情严重者还会导致猝死。

此外，具有这种睡眠障碍的人在白天容易打盹，而这也是诱发交通事故的主要原因——这类患者经常在开车的时候打盹。而睡眠中的呼吸暂停同样也是导致心脑血管疾病的主要因素之一。据统计，日本每年大约有 4000 例心脏病患者是死于呼吸暂停症。由此而言，人们要重视对这种睡眠障碍。

针对睡眠呼吸暂停综合征的治疗方法虽和治疗打鼾的方法很相似，但是对于患有严重呼吸暂停症状的患者来说，单靠药物治疗是不够的，还需要借助特殊的器械配合治疗。比如，可以借助持续器官压力器向患者输送略高于正常压力的气体，让患者的气管扩张。虽然这是一种立竿见影的做法，但是不到迫不得已最好不要采用这种方法，因为这种方法会灼烧患者的软腭，一旦手术失败，患者将不能再使用这种压力器治疗。当然，除去器械治疗，自我治疗也很重要。下面就向大家介绍几种简单有效的办法。

（1）通过歌唱法锻炼呼吸道肌肉。

1）先吸气，然后两腮收紧，慢慢呼气，结束时微笑。一天 2 次，1 次重复 2 分钟。

2）对镜中的自己微笑，然后做出一副吃惊的样子，随后将脸部放松。一天 2 次，1 次重复 2 分钟。

3）开始歌唱练习。轮流唱"HOU"和"HEE"的音，选一个自己比较喜欢的调子，只唱调子，不断重复，直到一次能唱 2 分钟为止。

（2）减肥。那些脖子较粗的肥胖症患者是最容易引起呼吸道闭塞、呼吸暂停的群体，所以对他们来说减肥是最好的办法。

（3）切除扁桃体。扁桃体如果过大，就会使呼吸道过于狭窄，所以如果有可能的话，可以将扁桃体切除，这对身体不会产生什么影响。

（4）戒酒。酒精会产生抑制呼吸中枢的物质，使呼吸暂停症状恶化，所以，对于那些经常嗜酒的人来说，还是赶快将酒戒掉的好。

3. 睡眠障碍中的典型症状：嗜睡和睡眠麻痹

嗜睡和睡眠麻痹是睡眠障碍中的典型症状，现在先说一下嗜睡。嗜睡与失眠的表现完全不同，嗜睡患者宁愿自己的睡眠能够少一些。嗜睡患者一整天总是想睡觉，睡眠时间和次数都比较长；但是这并不是他们的主观意愿，即使睡得再多，他们也没办法让自己保持清醒。虽然嗜睡者会经常被人们当成懒虫一样看待，但是嗜睡并不是什么性格上的缺陷，而是一种病，是患者自己也无法控制的一种状况。

嗜睡症一般都是从青少年时期就开始萌芽，由于病情的发展十分缓慢，所以很难被人发觉和重视，一旦到了怀疑的时间，病情通常已经到了晚期。所以，生活中一定要仔细观察自己是不是经常睡懒觉，晚上即使睡得很早，早上也会起得很晚，即使醒来也没有精神；看看自己是否经常在公司开会时，就不知不觉的昏昏欲睡；看看自己是否在上午刚上班没多久就开始打盹……如果你时常会出现上述状况，那么，你很有可能已经得了嗜睡症。

说到嗜睡症，我想说真正的"瞌睡虫"应该是猝睡症患者。猝睡是嗜睡患者的一种表现形式。其主要表现就是患者在白天就会不由自主地睡着。

关于猝睡症的病因，到目前还没有十分明确和权威的说法，但是研究已经发现了两种和猝睡症紧密相关的人体因子。第一种叫做人类白细胞抗原。1980 年，美国研究院曾经做过一个调查，发现患有猝睡症的人有 95% 都可以检测出这种物质，而对于一般人来说，只有大约 18% 的人体内存有这种物质。所以，科学家认为，猝睡的发病原因很大程度上应该是与这种物质相关的。

第二种是一种神经传导物质，英文学名叫做 hypocretin。1998 年，史丹福研究院在对犬类猝睡症模型的选植试验中发现，这种猝睡症是因为犬类体内的 hypocretin 染色体突变导致的，所以科学家认定这种神经传导物质是调节睡眠的最主要的物质。当然，对于猝睡症的发病原因，目前还难以确定，医学研究界也是众说纷纭，有的认为它是因为体内的基因错误造成的，还有的认为猝睡症因为人体下丘脑神经肽的缺乏导致的……。

总之，猝睡症是一种全世界范围内十分罕见的疾病，发病率只有1/2000。由于其极少的发病率，使很多人在突然猝倒之后会理所当然地认为是高血压、心肌梗死所导致，因此对此并不重视。殊不知，在各种睡眠障碍中，猝睡者的潜在危险是最大的。猝睡者在突然睡下后，全身的肌肉会突然失去伸展和收缩的功能，神经反应中的觉醒中枢在一秒的时间内会突然关闭，人也会直接进入深度睡眠之中，出现猝倒。而突然间身体失去所有的控制，这就是这种睡眠障碍的危险所在。

值得注意的是，猝睡患者不能通过喝咖啡、做深呼吸等办法来提神，他们只有严格遵守作息时间、遵循作息规律才能使自己有精神。

猝睡症只是嗜睡症中比较罕见的一种睡眠障碍。目前，在日常生活中这种睡眠障碍出现的概率比较低。而虽然对于它的治疗对策目前还无迹可循，但普通的嗜睡症还是可以通过采取有效的措施进行缓解的。

那么，得了嗜睡症，我们应该采取怎样的措施进行缓解呢？

（1）得了嗜睡症，应该先去就医，做睡眠监测，并且防止有可能出现的并发症和原发症。比如睡眠呼吸暂停征就经常会被误认为是慢性疲劳和神经衰弱。要知道，所有类似于这样的误诊都是十分危险的。

（2）午睡在对付嗜睡的过程中作用是比较显著的。虽然午睡可以使人很好地恢复体力，但是，如果实在睡不着或者没有午睡的习惯也不要强迫自己午睡，只要遵循自己原有的生物钟就可以。

（3）经常晒晒太阳。阳光对人体的健康所起的作用是很大的，经常晒晒太阳，进行一些户外运动，对于人们的睡眠是很有益的。

（4）药物治疗。比如说我们可以使用一些刺激中枢神经系统或者抗抑郁的药物进行辅助治疗，但是一定要在医生的指导下使用。

至此，嗜睡症的大概状况已经讲完。接下来，我将简单讲一下睡眠麻痹。

睡眠麻痹就是晚上 REM 睡眠（rapid eyes movement，REM）人们出现的全身肌肉麻痹现象（这是一种比较正常的现象）。一般来说，正常的人一生当中都会有一次这样的情况出现。在这种情况下，人们通常会在麻痹症状消除之前醒过来。也就是说，当人们醒过来的时候，神智是清醒的，但是身体却动不了，因此有人称这种毛骨悚然的现象为"鬼压床"。

虽然这种现象听起来比较恐怖，但是却没有一点儿危险。目前来说没有什么治疗方法可对其进行治疗。即使出现这种状况，麻痹现象也不会持续很长时间。

梦游是一种比较常见的睡眠障碍。这种睡眠障碍在儿童中发生率比较高，而只有4%的成年人会梦游。梦游是一种与睡眠背道而驰的夜间生理清醒状态，通常的表现是：下床，然后走来走去，会做一些复杂的动作。REM 睡眠时相的梦游患者的梦境会比较活跃，这时患者的手臂会进行幅度比较大的摆动。据调查，50岁以上的男人，梦游的发病率是比较高的，而帕金森病患者和一些肝硬化患者也会不同程度地出现梦游的症状。

早在 19 世纪的时候，物理学家约翰·波利多里就写了一篇关于梦游的文章，他指出，梦游是一种正常的深度睡眠紊乱现象。如果睡觉的时候脚的位置高于头，就会容易出现梦游的现象。梦游的时候，人会做一些比较怪异、比较复杂、比较高难度的动作。早晨醒来以后，梦游者对夜间起床的事情不会存有一丁点儿的记忆。而且，科学也证明了这种现象在童年时期是最常见的，因为小孩子的大脑正在发育。同样，梦游也是一种十分自然的现象，现在我们基本上没有办法阻止它发生，我们唯一能做的就是尽量减少在梦游的过程中对自身的伤害。

说完梦游，接下来说一下夜间恐惧。夜间恐惧是深度睡眠时期所发生的一种行为。它经常是以一声刺耳的尖叫声开始，同时会伴有一些生理特征，像是瞳孔放大、心跳加速、血压升高、冒冷汗等。夜间恐惧症的多发群体和梦游症一样，多发在孩子看身上。这同样是一种正常的生理现象，没有人可以阻止它的发生。随着年龄的渐渐增长或是某些生理机能的恢复，孩子身上的这种现象会渐渐地隐退。据说，延长睡眠时间可以减轻夜间恐惧症状的发生，而傍晚来一段"小睡"也可以减轻这种症状。

梦游和夜间恐惧症就像黑夜里伸向人们的魔爪，让人胆战心惊。但要说起另一种睡眠障碍——噩梦，恐怕要让这本来就多事之秋的夜晚更加动荡不安了。

虽然噩梦大多数也是发生在未成年人的身上，但成年人有时也会做噩梦。噩梦一般持续时间比较长，情节比较复杂恐怖，会将人惊醒，而梦中的情节，人醒来后也会历历在目。这是因为，这时候的我们通常是在 REM 睡眠阶段醒过来的。

那么到底是什么导致了噩梦的发生呢？研究表明，人们生活中的一些压力、惊恐、创伤、心事、负担都会产生噩梦。但更多时候，噩梦是由集聚在内心当中的情感负担造成的。虽然噩梦和梦游、夜间恐惧症一样是一种不可避免的自然现象，但是以下的小技巧是可以解除噩梦带给人们的恐惧的。

（1）晚上睡觉之前，让身体静静地坐下，暗示自己将精力全部集中到梦境当中，做梦时努力让自己看清梦中的物体，记住梦中场景的每个细节，体会它们有多么的不真实和玄幻，这样做就可以使我们的梦境变得更加清晰。

（2）尽量将你的梦境延长，超出你平时醒来的时间。在梦中自由旋转，旋转的过程中时刻告诉自己接下来的即将是一场噩梦。

（3）噩梦开始以后，要学会和恐惧对话，将梦自己视为可怕的场景假想成十分美好亲和的场面，当一切景象全部转变之后，离开自己的梦，噩梦将不再出现。

 ## 4. 睡眠障碍中的行为障碍——磨牙

磨牙是一种比较普遍的现象，《论睡眠》上说：晚上磨牙是因为我们大脑的中枢神经系统的部分脑细胞产生了不正常的兴奋，从而导致三叉神经功能的紊乱，致使三叉神经产生了异常，于是支配人口腔内的肌肉进行强烈的非正常功能性的收缩，进而牵动牙齿进行不正常的咀嚼运动。

磨牙通常是和遗传因素相关的，人在 6~14 岁之间处于换牙期，这时候为了适应上下牙齿的契合都会产生磨牙症，所以有 15%~20% 的青少年儿童会有磨牙的现象。但是，如果成年人经常出现磨牙现象，那就是一种病了。磨牙的人睡觉的姿势一般是仰卧，而且这个阶段一般发生在人们睡眠的非快速眼动睡眠期间。很多人会认为磨牙是因为过度劳累导致的，但实际上，劳累只是引起磨牙的一个因素。除此，引起磨牙的因素还有多，而对于儿童来说，引起磨牙的因素大体有以下几种。

（1）肠道内产生了寄生虫。

（2）晚上睡觉之前吃了不利于胃肠消化的食物，所以夜间睡眠的时候大脑容易受到刺激，以致中枢神经的部分脑细胞受到不正常的刺激，从而引起口腔内咀嚼肌非正常收缩，进而导致磨牙现象产生。

（3）小孩子在白天受到一定的刺激，或者白天过度紧张、疲劳，或者在晚上睡觉之前玩耍过度，看了惊险刺激的电视节目，这些都会导致他们夜间的精神异常，从而引发磨牙。

（4）体内缺乏维生素 D 的孩子的身体内钙、磷的含量失衡，生理代谢发生紊乱，引起骨骼缺钙，四肢酸痛，神经错乱，所以夜间他们容易烦躁不安、精神动荡、磨牙。

（5）牙齿排列不规整的孩子容易夜间磨牙。牙齿排列不齐的孩子的咀嚼肌往往是不正常的，咀嚼肌会经常用力过大，而且牙齿的咬合关系不好，颞下颌关节功能失调，从而引起晚上睡觉磨牙。

（6）处于换牙时期的孩子一般牙龈会经常发痒，这时就会产生轻微的磨牙现象。这是一种正常现象，过了这个时段，磨牙症状会自行消失。

说完了导致儿童磨牙的因素，下面来说一下导致成人磨牙的因素。

（1）现代年轻人，生活压力巨大，经常会产生精神焦虑、抑郁、易怒易躁的不良情绪，这些不良情绪带到夜里，就会很容易使人产生磨牙的现象。

（2）生活压力导致的内分泌失调也是导致磨牙现象产生的重要原因。

（3）生活不规律、饮食习惯不健康、饮食种类单一导致的体内微量元素缺乏，也会使人产生磨牙现象。

（4）长期过度疲劳或者经常加班、倒班的人群易夜间磨牙。

对待磨牙这问题，口腔生理学家认为口腔是人最初产生兴奋的源头，是和外界交流的通道，所以口腔会反映人的紧张和悲观等情绪；口腔医学家经过研究表示，磨牙的起因其实只有一小部分是因为口腔疾病的原因，更多的其实是因为人的心理因素；精神学家分析说明，磨牙其实是一种心理的表现和释放，是心理焦虑不安的表现，是属于潜意识的心理压力导致的，当我们下意识地想要逃避某种压力或者害怕某种压力时，夜间就会磨牙，从而影响睡眠质量。

那么，人们要怎样才能摆脱掉磨牙现象呢？

（1）睡前减轻大脑的兴奋。睡前我们需要保持稳定放松的情绪，做一些简单的有助于睡眠的运动；养成泡脚和热水浴的好习惯；睡前避免食用一些刺激性的食品等。总之，睡前要尽量让大脑、身心保持放松的状态，进而减少夜间磨牙的发生率。

（2）让肌肉松弛。磨牙症的另一个重要原因是颌骨肌肉的过度紧张，所以让肌肉放松是控制磨牙症的必要手段之一。要想让肌肉松弛，可以使用肌肉松弛仪进行体疗，训练咀嚼肌，使咀嚼肌始终保持放松的状态。

（3）磨牙时的唤醒刺激。当患者在夜间磨牙时，用电刺激的方法使患者对电刺激的信号做出反应而停止磨牙，是一个立竿见影的做法。但是这样做会干扰其他人的睡眠，所以不可以经常使用。

（4）祛除肠道病虫。这是一种针对儿童的做法，因为成年人几乎是不会因为肠道的蛔虫而产生磨牙现象的，所以对于儿童来说，最好定期对自己的肠道进行驱虫，以减少寄生虫对肠道壁的刺激。

（5）咬合板疗法。自己可以做一个牙垫，晚上睡觉时放在牙颌上，缓解肌肉的紧张和压力。虽然这对缓解磨牙有一定的效果，但是不能根治。

（6）纠正不良咀嚼习惯。在日常生活中，我们应该养成良好的咀嚼习惯，不要总是用一边进行咀嚼，不要经常嚼口香糖、咬铅笔等，这会引起磨牙。

（7）药物治疗法。现在治疗磨牙比较有效的药物是肉毒杆菌霉素。使用时将它注射到磨牙患者的咀嚼肌中即可，四周即可见效。也可以使用左旋多巴进行中枢神经系统的调节，这样做有益于减少磨牙者磨牙的次数，但是这种方法极易引起患者头晕、恶心、呕吐等症状，不到迫不得已最好不要使用。

（8）中医治疗。中医认为磨牙是由胃热引起的，可以使用中医针灸、推拿等方法进行治疗。

 ## 5. 你对睡眠误区知多少

　　很多人难以养成良好的早睡早起的睡眠习惯，是因为他们对睡眠存在着很多的误区。比如说，有人认为睡不着的时候数数或者数羊，能催人们很快入眠。其实，这种方法不仅听起来让人忍俊不禁，做起来更是效果微乎其微。请问有这样睡前习惯的人，最后你睡着了吗？还有些人，夜里躺在床上睡不着，但是还是在那里躺着，强迫自己的身体和意识听从大脑的命令，可你睡着了吗？这些其实都是我们对睡眠习惯的误区。下面，我再简单地介绍几种我们在睡眠时经常会犯的一些错误。

　　（1）多数人知道，人一天需要保证七八个小时的睡眠，于是就会理所当然地认为，只要睡够这些时间就万事大吉了，管他什么时候睡呢，所以就会经常晚上熬夜，白天补觉，以为这样做就可以达到同样的睡眠效果。但科学告诉我们，晚上熬夜，即使白天睡得再多也是难以弥补生物钟的紊乱对我们所造成的伤害的。而这种现象又是普遍存在的，晚上 10 点，对很多人来说才是夜生活的开始：去 KTV 唱歌，去网吧玩游戏，熬夜看电影，还有很多人因为工作的压力晚上加班到深夜。他们也许会觉得，这么美丽安静的夜晚，白白浪费了岂不是可惜！于是不加节制地挥霍着如此宝贵的睡眠休息时间，让自己不知不觉地陷入痛苦的身体状态。经常熬夜，白天就更提不起精神，全身疲乏无力，注意力不集中，记忆力下降，易怒、易躁，情绪不稳定，即使是工作学习，效率也不会很高。

科学家对脑电图的研究表明，持续熬夜一段时间，人的睡眠模式会发生改变，尤其是快相睡眠的频率增加，并且时间延长，占夜间总体睡眠时间的比例也随之增加。熬夜是不可取的，早睡早起才是硬道理——只有遵循生物钟的规律，我们的生活才会是最健康的，同时我们的工作也会取得事半功倍的效果。

（2）数数的办法可以加速睡眠。这是多数人一直坚持认为可行的办法，其实，这一做法是毫无依据的。当我们数数的时候，由于我们大脑的注意力是非常集中的，大脑皮层处于十分兴奋和活跃的状态，所以这种办法只能让我们的入睡更加困难。有一些人认为数数的方法可行，是因为当我们躺在床上10分钟或者20分钟后，只要不是患有失眠症的正常人，都是可以自然入睡的，而不是数数的功劳。因此，不要在睡觉前数数了——实践证明那是徒劳无功的。

（3）睡不着的时候躺在床上等待睡着。有些人睡不着，于是数数，可是数完之后还是睡不着。这时候你要注意了，有可能是你之前服用了药物或者吃了比较刺激性的东西（酒、咖啡），亦或是生活上的某些琐事干扰到了你。

还有些人一定要经过睡前入眠辅导才可以入睡，比如晚上10点半要准时上床，上床后还要保证房间里没有任何干扰，没有任何吃喝玩看的东西，没有光线的影响，这样才可以睡着。

还有实验证明，卧床时间和我们的睡眠有效性相关。这个公式为：睡着的时间/卧床时间×100%。假如躺在床上的时间是9个小时，可是你只睡了6个小时，那么这个睡眠的有效性就是67.8%，而正常的年轻人是应该达到85%以上的。所以，就算自己睡不着，也不要强迫自己躺在床上，应该下床活动，减少自己的卧床时间，等到稍有睡意的时候，再上床睡觉。

（4）做梦会影响大脑休息。每个人都会有做梦的经历，很多人认为做梦会影响我们的正常睡眠和大脑休息。其实，做梦是我们人类最普通的一种生理现象，它是我们大脑潜意识中所产生的一种现象。比如我们睡觉半夜梦游，说梦话都是很正常的现象。但是如果一个成年人经常说梦话，或者经常出现脑子清醒，但是身体却无法动弹和反应的现象，这时才可能是你的身体出现了状况。

（5）午睡是没有必要的。一般人都会认为只要我的一天能够保证7~8个小时的睡眠，那么午睡就没有必要了。再说，对于一般的上班族来说，中午只有一个小时的吃饭时间，午睡就更不可能了。这导致了很多人理所当然地认为午睡是没有必要的。相反，其实午睡对人的身体健康的保持是很有帮助的。如果我们每天早晨6点起床，一直到下午3点，身体其实是需要一个小憩来帮助我们恢复体力，养足精神的。午睡的时间以30分钟最好，时间再长了就会使我们进入深度睡眠的状态，导致我们迟迟不能醒来。实验研究表明，每天午睡可以使心脑血管疾病的发病率减少30%，而且对于防止早衰、皮肤病、精神疾病都有辅助疗效。但也并不是人人都适合午睡，体重过重、高血压、低血压、循环系统有障碍的人群反而会因为午睡而引起大脑供血不足，导致中风的发生。

（6）睡眠越多越好。如今的上班族，由于平时工作压力大，经常加班而导致睡眠严重不足，于是到了双休日，他们就狠狠地补觉，但是结果却发现还不如平时的精神好。这是因为，我们睡眠时间的长短是与睡眠的质量没有太大的关系的。睡眠的质量主要还是和睡眠的习惯挂钩的。再者，每个人的睡眠时间也是不一样的，有人天生短觉，有人却相反。所以，我们在平时要养成作息的好习惯，保持固定的就寝和起床时间，双休日也不要和平常反差太大。

（7）饮酒可以催眠。有人习惯在睡觉之前喝一些酒，认为这样能够很快入睡。这种做法是不对的——睡前饮酒会使酒中的有害物质在我们身体的内堆积，毒害身体，通过损害视网膜而损伤眼睛，而且长期下去，会使我们身体的免疫功能下降。所以，还是让自己尽量自然入睡，切忌使用酒精催眠。

（8）安眠药可以经常吃。"是药三分毒"。安眠药是有毒副作用的，而且任何催眠的药物都是有依赖性和上瘾性的，大多数安眠药都会使我们夜间的深睡眠缩短，不能代替我们真正的自然睡眠，还会阻碍我们的呼吸，使记忆力减退，就算需要使用，也应该严格按照医生的指示服用，不要过分依赖于安眠药，一旦情况有所好转，我们就要停止服药，必要的时候可以间断服用。千万不要长期依赖于安眠药进行催眠。

八
失眠了，你该怎么做

　　每个人每天都需要足够的睡眠，否则就不能很好地处理生活、工作以及学习过程中所遇到的困难和问题。我国在古代的时候就有"吃得好不如睡得好，睡觉能治百病"的说法。但是，由于竞争压力的增大，睡个饱觉成了很多人的梦想，而且越来越多的人饱受失眠的困扰，给身心造成了严重的伤害。

　　美国《时代杂志》曾经有过这样的报道：美国约有 4000 万人患有不同的失眠症，而由于失眠原因导致的交通意外、自杀事件更是数不胜数，而且每年由于失眠所造成的经济损失就高达 350 亿美元。如今，睡眠障碍已经成为威胁人类健康的第四大疾病，而其中失眠是发病率最高、最常见的一种。

　　2013 年，我国睡眠研究院对全国各地 500 个家庭进行了睡眠质量调查。调查结果显示：我国约有 38.2% 的人患有失眠症，其中有一半的人患失眠症已在 3 年以上。可以说，失眠症状严重影响了他们的身心健康。对于失眠症的出现，有的人会积极想办法解决问题，而有的人只会听之任之，不将其放在心上，或者病急乱投医，这样只会延误治疗的最佳时机，加重失眠的症状。而这也是为什么我们现在会如此关注失眠症的原因了。

1. 诱使失眠的主要因素有哪些

　　是什么原因让我们连夜辗转反侧，夜不能寐呢？其实，导致人们失眠的因素有很多。导致失眠的因素其实和影响睡眠的因素以及引发睡眠障碍的因素是相通的，前面已经就诱使失眠的心理因素、生理因素、环境因素等进行过详细地讲解了，下面主要补充几个之前没有提到的原因。

（1）母体因素。母性以雌性激素的分泌为主，当我们还在母亲肚子中的时候，我们就深深地受到雌性激素的影响了。而雌激素对人体大脑的发育是起重要作用的。尤其是冬天的时候，气温较低，这时候人的脑垂体前叶和卵巢轴的活动能力降低，这时候就会引起人体内雌激素水平的变化，进而影响胎儿的脑部发育，为将来患上慢性失眠症状埋下隐患。

（2）气候因素。我们知道，过冷的环境是不适合生命体的萌芽和生长的，所以到了冬季，气候寒冷，这时候会对胎儿的脑部发育造成很大的影响。尤其是处在冬天的孕妇，很容易因为光照不足导致维生素 D 的缺乏，而维生素 D 却是胎儿神经生长因子的潜在催化剂，所以，过冷的气候因素会对新生儿的中枢神经系统产生深远的影响，这也加大了将来孩子患上失眠症的概率。

（3）感染因素。有些在冬季出生的新生儿会对冬季昼夜长短的差异比较敏感，从而会严重影响其脑部睡眠结构的生长发育，致使他们成年以后睡眠质量不高，睡眠结构错乱。

（4）营养因素。对于北方来说，冬季的时候市场上新鲜的蔬菜和水果会严重缺乏，这就导致了孕妇在冬季的时候维生素和各种营养素摄入量不足，进而引发身体的新陈代谢紊乱，影响胎儿脑部睡眠结构的发育。

（5）精神疾病。失眠的主要原因之一莫过于现代社会的生活压力大，人们经常会出现紧张焦虑的不良情绪，而这些却会直接影响到我们的睡眠，使我们患上失眠。所以，很多精神疾病成为失眠的主要因素。比较常见的精神疾病像神经衰弱、抑郁症、精神分裂症等都很容易致使人们患上失眠。

神经衰弱是日常生活中我们比较常见的一种精神疾病，而失眠是神经衰弱的常见症状。神经衰弱的诱因是过度情绪紧张，这会使人体神经系统的调节能力减弱，从而使人们出现头晕、乏力、注意力分散等症状。

患有焦虑症的人们通常会将许多小事放在心上，整日惶恐不安，因此神经系统时刻保持在一个兴奋的状态，夜里自然也就睡不着觉了。

抑郁症是一种常见的精神疾病，患者一般会对生活失去信心，终日消极度日，晚上睡不着觉，白天恹恹欲睡，生活毫无生机和动力。

患有精神分裂症的人一般会伴有多种症状的同时产生，比如思维情感障碍，出现幻觉，或者经常会在晚上做一些比较奇怪、具有攻击性的梦，从而影响睡眠质量。

总之，精神疾病对于睡眠产生的影响是最直接、最具有毁坏性的，所以，患有这些精神疾病的人应该及时去医院进行必要的治疗，而精神疾病治愈之后，相应的失眠症状也就会随之消除。

（6）身体疾病。失眠的患者一般都会不同程度地患有其他一些精神和内科方面的疾病。这些疾病容易引起患者身体上的不适，比如疼痛、机体紊乱等，这些不适会直接对患者的情绪造成影响，进而导致他们失眠。比较常见的容易引起失眠的疾病有以下几种。

1）呼吸系统疾病：肺结核、肺气肿、慢性支气管炎、百日咳等。

2）中枢系统疾病：脑栓塞、脑肿瘤、老年痴呆、脑梗死等。

3）泌尿系统疾病：糖尿病、尿毒症等

4）循环系统疾病：高血压、动脉硬化、心肌梗死等

（7）药物原因。很多药中都或多或少都含有一些能够刺激神经系统的成分，这些成分都会对我们的睡眠产生影响。比如，我们平时用来治疗哮喘病的氨茶碱，它是一种可以让神经系统产生兴奋的药物，服用之后很容易导致患者失眠，严重者还会产生抽搐等症状；一些利尿的药可以使患者的夜间起夜次数增多，进而扰乱他们的睡眠；治疗胃肠道疾病的阿托品，如果使用过多，会引起中毒，使患者出现排尿

困难、口干、幻想、失眠等症状；我们比较熟悉的治疗帕金森病的药物抗胆碱性药，或者是抗抑郁的三环药等，服用后都可能引起精神错乱和失眠。

除了上面所列举的一些药以外，像是一些抗癌药、避孕的药物也会不同程度地对我们的神经系统造成影响和伤害，进而严重影响我们的睡眠，甚至会使我们对其产生严重依赖。因此，我们不要滥用药，如果经常服用某些特定的药物，毒素就会在体内大量积累，到那时，就不仅仅是使我们失眠这么简单了。

 ## 2. 你知道失眠都有哪些症状吗

虽然失眠的人很多，但他们失眠的症状却是有差异的。具体来说，比较常见的失眠症状有以下几点。

（1）入睡困难。入睡困难是失眠的一种主要表现形式，患者通常是晚上躺在床上以后，半个小时或者一个小时都难以进入睡眠状态。对于一些失眠症患者来说，外界很多客观因素的变化也通常会加重他们的入睡困难症状。

究其原因，入睡困难其实是由多方面的原因造成的。不少人偶尔产生入睡困难的症状就会怀疑自己是不是患上了失眠，其实这是一种杞人忧天的表现——入睡困难不一定就是失眠；还有一些人每天睡前大脑都会十分混乱，白天的一些繁杂琐事会涌向心头，于是情绪变得紧张焦虑，进而使得入睡的潜伏期变长；还有一些失眠症患者会出现感觉过敏的症状，他们甚至会对一些十分微小的事物比较敏感，所以在入睡前，即使周围出现很小的声音，都会使他们难以入睡。

由上面的一些现象我们可以发现，失眠在很大程度上是由紧张焦虑的情绪造成的，所以日常生活中，尤其是晚上睡觉之前保持一个良好的情绪是至关重要的。而只有将心态放平，闲看风起云涌，任凭云卷云舒，人们才会拥有好的心态和情绪。

说到这里，我有几个比较简单快捷的小方法可以帮助人们缓解入睡之前的焦虑情绪。

首先，睡前尽量对自己进行自我暗示，做一些放松练习，就像我前面所讲过的自我催眠的办法，这样可以很有效地帮助人们睡去。

其次，对于入睡困难的人来说，每天晚上睡觉之前可以多吃一些肉类、鱼虾等食品。

再者，如果采取什么样的办法都睡不着，那么就不要躺在床上了，这时候可以起来听几首简单舒缓的轻音乐，看一些休闲的娱乐节目，等到心情完全放松之后再上床睡觉。

最后，如果失眠的情况比较严重，就要及时去医院就医，在医生的指导下合理地吃一些药进行治疗。

（2）多梦。通常来讲，梦对于我们是一个美丽且充满神秘的词语——在梦的世界中，我们可以忘记烦恼和忧愁，可以体会到生活中所感受不到的快感。而适度地做梦不仅对我们的睡眠有很好的促进作用，还可锻炼我们的脑思维，维持我们的精神健康。但是，夜晚做梦太多也会对我们的睡眠产生不利影响，严重时会使人失眠。

多梦也是睡眠中比较常见的一种表现，所以我们经常会听到有人说："昨晚上没睡好，做了一夜的梦"。多梦通常表现为早晨随着纷扰的梦境醒来，同时身体产生格外疲惫的症状。做梦过多，会严重影响人们的睡眠质量，使人醒后精神恍惚，头脑昏沉，就像没有睡过觉一样。这是一种病态，是不利于身体健康的。

中医上认为多梦是由很多因素造成的，比如气不和、元气损伤、肾虚、内热等，而多梦也是一种比较自然的现象，目前没有特别好的治疗解决办法。虽然有的人会选择吃安眠药来解决，但是服用安眠药只能解决一时。其实解决多梦的根本措施还是需要采取正确的方法和措施解决我们心理上的问题，消除不利于睡眠的心理因素，只有这样，失眠的症状才会逐渐消失。虽然对于多梦的症状，我们现在还不能有效地解决，但是，我们可以未雨绸缪，采取有效的措施对其进行预防。下面这几条是预防多梦的一些比较有效的方法。

1）调整自己的睡眠姿势，尽量养成侧卧睡眠的习惯。

2）睡觉时不要穿得太厚太多，应该穿比较宽松轻薄的睡衣入睡，或者是裸睡。

3）睡觉时不要将自己的手放在胸部，也不要放在生殖器官上。

4）睡眠环境应该保持良好的通风和适宜的温度。

（3）易醒，早醒。王某是一家外企的行政主管，自工作以来，她就一直感觉到很不顺心——由于工作压力的原因，她晚上通常7~8点钟就犯困，倒下就可以睡着，但是往往是凌晨3~4点钟就醒来，醒来之后就再也睡不着了，就算是睡着也会反复醒来，睡眠较浅。经常早醒使得王云的睡眠质量极度下降，而且这使她的血压也接近临界，经常会产生不明的心慌、胸闷等。虽然期间在医生指导下她吃过中药和西药，但是效果一直不明显，以致她去看了心理医生。心理医生对她进行心理调节后，她的病情才渐渐有了好转。

王某的症状就是失眠中典型的易醒和早醒的症状。所谓易醒，就是在睡下后2个小时之内醒来很多次的现象，但是第二天醒来时人却不知道自己在夜里曾经醒来过（这也是一个比较奇怪的现象）。而至于早醒，其实是比正常的睡眠时间要早醒2~4个小时的情况。早醒的人一般很早醒来之后就很难再入睡，而早醒的时间一般是在凌晨2~4点。经常早醒会严重削弱我们的睡眠质量。而一般早醒之后，人们会出现身体以及心理上的不适，比如疲乏、精神恍惚、心烦意乱、腰酸背疼、呼吸困难等，给人的身心健康造成极大的威胁。

引起早醒的原因其实和引发失眠的因素是十分相似的，在这里我再简单地说一下。首当其冲的原因还是心理压力过大，人们经过前半夜的熟睡以后，在后半夜的睡眠中思想潜意识里就会出现由于白天的各种压力所产生的一些负面情绪，这些情绪是导致我们早早醒来的直接原因；其次，抑郁症患者容易早醒，其原理和前面所讲的基本上是吻合的；最后是老年人的失眠，人到了老年之后，体内的褪黑素会减少，因此会导致生物钟的紊乱。另外，由于老年人本身的入睡时间就比较早，所以对他们来说早晨早醒是经常发生的事情。不过，这种情况是正常的。

 3. 失眠后，我们该怎么办

睡眠是大脑主导下的一种生理反应，它受到多种因素的影响，比如人的心理、生活习惯等。我国古代就有"先卧心，后卧眠"的说法，认为只有放下心事才能有一个良好的睡眠。如果心事重重，忧虑过度，即使是躺在床上也不能入睡。所以说，只有拥有一个良好的心态，才可以有效地改善睡眠、提高睡眠质量。

想要保持良好的心态，就必须学会放松自己的情绪。每个人都会有自己独特的放松情绪的方法，比如，有的人会选择散步；有的人会选择购物或者吃饭；有的人会选择做瑜伽；有的人会选择听音乐。而以下几种方法对人们放松情绪，拥有良好的睡眠更为有效。

（1）深呼吸。深呼吸是一种最简单、最有效的放松情绪的方法。在这里，简单说一下腹部呼吸的主要做法。首先利用鼻腔缓慢吸入空气，然后把气一直送到腹部，当感觉到腹部有膨胀感时再将其送到胃部和胸部。屏气2~3秒以后，将气慢慢呼出。这里要大家注意的是，吐气的速度要慢于吸气。这个过程可以重复进行，直到完全放松心情。

（2）想象放松。这个方法适用于想象力丰富的人群。首先需要确定一个舒适的姿势，然后平稳地进行呼吸。接下来，慢慢闭上双眼，在脑海中想着可以令自己感到快乐或者幸福的画面。比如，可以想象自己正躺在海滩上进行日光浴，温暖的阳光洒在自己的身上，耳边不时传来海浪和海鸥的叫声，身下是温暖细腻的沙子，如同一双温暖的手轻轻地抚摸着你的身体。

（3）听音乐。当出现失眠症状的时候，不妨听一些有助于睡眠的音乐。医学研究发现，当人们在听音乐时，乐声的震动会与身体内的各个器官产生共振，随之人体就会分泌出神经递质，而这种神经递质对缓解人的情绪、改善睡眠质量有很大的帮助。

换句话说，当人体内的细胞震动与外界音乐节奏相同时，人就会被音乐影响，拥有心情愉悦等感觉。音乐对人的生理以及心理是一种直接的物理作用，能够有效地调节人体器官的功能，从而使人达到最佳的精神状态。当然，节奏、音调、旋律不同的音乐对人体产生的影响也是不同的。最适合人们缓解情绪的音乐是一些舒缓的轻音乐，像班得瑞《林间的早晨》和贝多芬的《命运交响曲》等。

除此以外，人们还可以采用食疗的方法改善睡眠质量。良好的饮食习惯可以有效预防失眠症的发生，这就要求人们在日常生活中遵循以下饮食规则。

（1）平时多摄取一些具有安神补脑、促进睡眠等功效的食物，如百合、红枣、柏仁子、桑葚、桂圆、莲子、猪心、羊心、阿胶、牛奶、蜂蜜、灵芝等。

（2）晚餐不可吃得太饱，一般七分饱即可，而且睡前两小时不可进食，也不可大量饮水，以避免因肠胃刺激而导致大脑皮层过于兴奋，或夜尿过多而导致睡眠质量不高。

（3）避免食用过于辛辣和具有刺激性的食品以及温燥型食品，如胡椒、辣椒、葱、姜、蒜，避免油炸、烧烤、煎炸食品等。

据科学研究证实，有些食物中富含维生素 B 和铁元素，可以有效地促进人的睡眠，提高睡眠质量。下面就为大家推荐几道用于治疗失眠的菜品。

（1）红枣桂圆炖鹌鹑。

原料：陈皮1~2片，鹌鹑2只，姜片适量，红枣10枚，桂圆肉35~40g。

制作方法：将鹌鹑洗净，对半切开；将红枣洗净，去核备用；将桂圆肉洗净；在砂锅中倒入 4 杯清水，煮沸以后将所有的原料放入砂锅，慢火煮一个半小时，然后加入精盐调味即可。

功效：鹌鹑具有很高的营养价值，含有丰富的维生素、蛋白质、脂肪以及无机盐，而且所含的热量是鸡肉的数倍之多，具有健脾开胃的功效；桂圆具有益智健脑、补气安神以及消除疲劳的功效；陈皮性温味苦，有调中、消食、理气、化痰等功效；红枣具有益气补气、健脾开胃的功效。所以说，这道补品具有补血安神、调理肠胃、消除疲劳等功效。

（2）红枣银耳汤。

原料：红枣 10 枚，银耳 10g，白糖 15g。

制作方法：将银耳、大枣洗净，用文火煨炖至熟烂，食用时加入白糖。

食法：每天早晚各食 1 次，连食 1 周。

功效：滋阴、安神补血。适用于心阴虚、心血不足所引起的神经衰弱。

（3）天麻什锦饭。

原料：青豌豆、鸡肉、天麻各 20g，竹笋、胡萝卜各 50g，粳米 150g，香菇、小芋头各 1 个，酱油、糖、酒适量。

制作方法：将天麻浸入水中，泡 1 个小时左右，使其变软；鸡肉切成细丁；竹笋以及胡萝卜切成小片；香菇泡发以后切丝；小芋头去皮，切成小块；粳米洗净；在砂锅中加入适量的水，将所有原材料放入锅中，再倒入适量的酱油、糖、酒，蒸成米饭即可。

功效：健脑强身，镇静安眠。适用于头晕、眼花、失眠多梦、忧郁寡欢、夜不能寐、注意力不集中、记忆力下降者食用。

4. 老年人与失眠症

在当今社会，各种睡眠障碍已经成为都市人最为头疼的问题，而老年人也不例外。良好的睡眠不仅可以保证老年人的身体健康，还具有延年益寿的作用。

在传统的中医学当中，将失眠称为"不寐"，并认为七情之伤、惊恐过度以及年迈体虚是造成老年人失眠症的主要原因。我国东汉末年著名医师张仲景曾经将失眠病因具体分为外感和内因两个方面，并提出老年失眠也是由"阴盛阳衰"所引起的。由于老年人的阳气弱，所以容易出现失眠症状，而在治疗过程中应该采用辨证治疗，再加上中药调理，才能达到安然入睡的目的。

美国健康研究院的调查研究显示，老年人出现失眠症状可能是和体内缺乏褪黑素有关，所以建议那些有失眠症状的老年人应该多晒晒太阳，因为晒太阳可以促进人体褪黑素生成，从而增加睡眠深度，提高睡眠质量。

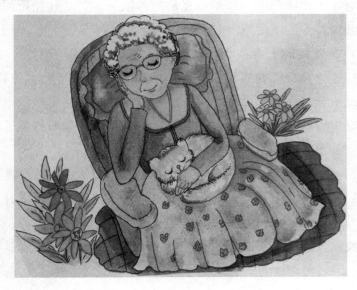

明朝著名医师戴元礼的《证治要诀·虚损门》中也曾提到"年高人阳衰不寐"，意思是说老年人可能会因为阳气衰落而造成失眠。事实证明，老年人除了会因为阳衰造成失眠以外，一些生理疾病也是造成老年人失眠的主要原因，如高血压、冠心病、脑血栓等，并且药物治疗所带来的副作用也会影响老年人的睡眠质量；丧偶、退休以及生活不能自理，容易使患者产生焦虑、抑郁等心理疾病，这些也会影响老年人的睡眠质量。而老年人长时间出现睡眠障碍，也会引发其他疾病并与原来的疾病相结合，使病情加重，身体免疫力下降，同时，也会提高心脑血管疾病等危害性较大的疾病的发生概率。此外，失眠也会增加老年人猝死的概率。

在现实生活中，有不少人对老年人的睡眠存在以下几个方面的误区。

（1）打鼾对身体无害。如果老年人在 7 小时的睡眠当中，由打鼾造成的呼吸暂停现象超过 30 次，每次暂停的时间持续 10 秒，就属于重度的睡眠呼吸暂停疾病，这很容易造成老年人在睡眠中猝死。

（2）觉得老年人"觉少"很正常。这是一个非常严重的误区，其实，老年人和年轻人一样需要充足的睡眠——充足且优质的睡眠是老年人健康长寿的重要原因。

（3）坐着打盹。有些老年人习惯在饭后坐在椅子上、沙发上打盹，觉得这样对身体健康不会造成多大的威胁。但是事实并非如此，坐着打盹很容易使老年人出现头晕、视物模糊、耳鸣等症状。这是因为人在吃饭以后流经肠胃的血液量增多，如果这时坐着打盹，就很容易出现"脑贫血"。

（4）睡"回笼觉"。有些老年人在晨练回家以后，喜欢睡"回笼觉"。这样的习惯不但会影响晨练的效果，而且对心肺功能有一定的损伤。另外，在晨练时体内会堆积大量的乳酸，睡"回笼觉"不利于乳酸的清除，会使人感到精神恍惚、四肢松弛无力，从而影响睡眠质量。

（5）老年人睡弹簧床或棕床舒适些。北京大学医学人文研究院的张大庆教授曾经指出，老年人不应该睡过硬或者过软的床。睡过软的床会引起腰肌劳损，产生腰痛（特别是那些年纪比较大的老年人），而且大部分的老年人会出现骨质疏松以及其他老年性关节疾病；睡过软的床会使腰背部下降，改变脊柱的正常生理状态，从而使病情加重。

随着社会老龄化的日益严重，老年人的身体健康也成为人们关注的焦点问题。据《人民日报》报告，我国约有46%的老年人患有不同类型的失眠障碍症，严重影响着老年人的身心健康。那么，如何有效预防老年人睡眠障碍症的发生呢？如果想要提高老年人的睡眠质量就得从以下几个方面入手。

（1）生活起居。人在步入老年以后，身体的各项机能都在退化，并且新陈代谢降低，免疫能力下降，适应能力变差。所以说只有正确指导老年人的生活起居，让他们学会顺应自然规律，才能达到防病治病、健康长寿的目的。对于老年人来说，春季在保证充足睡眠的基础上，可以适当地缩短睡眠时间，而且清晨起床时，切不可出现赖床的情况；夏季是一年当中最热的时节，这时应该养成晚卧早起的睡眠规律；秋季是一年当中积攒阳气的时节，应当早睡以顺应阴精的收藏，早起以舒达阳气；冬季由于天气还冷，昼夜温差大，所以可以早卧晚起。早卧不仅有助于人体内阳气的积攒，还有利于体温的平稳。此外，晚起可以养阴气，可以有效避免寒气对身体的入侵。

另外，老年人居住的环境应当保持良好的通风以及充足的阳光照射，最好选择坐北朝南的房间。在夏季，顺畅的空气流通，可以有效避免由气温过高而引起的中暑，而且新鲜的空气可以有效刺激皮肤血液循环，加快汗水的蒸发与散热，使人心情舒畅。而在冬季，充足的阳光照射，会提高房间的温度，从而有效提升老年人的睡眠质量。

（2）睡眠卧具的选择。大部分老年人都有肾亏气虚、关节炎等表现，所以对老年人来说，最佳睡眠床铺是在硬板床上加铺床垫，但要薄厚适中。太薄容易"寒气外侵",太厚容易引起"虚火内生"。除此以外,枕头高度也要适宜,以 6～8cm 最为合适,而且最好是中间低,两头高的枕形。这样的枕头可以衬托颈肩,让头部略微向前倾斜,使颈部肌肉得到彻底的放松,促进血液循环,提高大脑的供氧量和供血量,从而有效改善睡眠质量。如果枕头过低会使脑部供血增大,而且血管壁的压力也会增大,醒来以后会出现头晕脑胀的现象,并会加速颈椎老化的速度;如果枕头过高,头部就会向前倾斜,造成腰肌劳损,脑供血不足,从而影响睡眠质量。

(3)睡眠姿势。我国古代就有"立如松,坐如钟,卧如弓"的说法,那什么样的睡姿才真正适合老年人呢?

睡眠的姿势主要可以分为四种,分别是仰卧、右侧卧、左侧卧以及俯卧。其中,仰卧时,身体与床铺的接触面积最大,可以放松全身肌肉,而且有利于血液循环以及保持大脑充足的供血量。但是对于一些老年人来讲,特别是对于那些有肥胖症的老年人来说,仰卧容易出现打鼾的情况,这样不仅会影响别人休息,而且会使肺内气体交换频率降低,从而引起低血糖。另外,重度打鼾还会引起窒息,严重者还会引起猝死。

右侧卧时,由于肠胃出口在右侧,从而有利于胃中没有消化食物的排出,但是在右侧卧时,身体的重量会给右侧肢体造成压迫,影响血液循环,出现右侧肌肉酸痛麻木等不适症状。

左侧卧时,不仅会使左侧的肢体受到压迫,使胃部的排泄速度减慢,还会增加心脏的负担,不利于心脏向各个器官输送新鲜血液。

俯卧会影响老年人的呼吸,加快脸部肌肉的老化速度,增加皱纹的产生。

综上所述,老年人不适合左侧卧和俯卧,右侧卧和仰卧才是老年人的最佳睡眠姿势。其中,有打鼾症状、胃炎以及消化不良的老年人最好选择右侧卧睡觉。

(4)睡前用醋姜水泡脚。睡前使用醋姜水泡泡脚是很好的保健方法，尤其是对于睡眠质量不高、经常失眠的老年人来说更是改善睡眠的不二之选。

在中医学上，醋是保健的良方。醋可以对脚底的穴位进行刺激，增强脚部血液循环，从而加速体内各系统的新陈代谢，减缓人的疲劳，使人精神放松，进而改善人的睡眠质量，缓解各种睡眠障碍。而由于姜和花椒的性质比较温和，所以那些经常怕冷的人可选用姜和花椒水泡脚，以改善手脚冰凉等不良症状。长期坚持下去，身体会变得轻松，精力会变得充沛，睡眠质量会得以提高。

 5. 安眠药怎么吃才科学

如今，安眠药已经成为很多人解决睡眠问题的常用手段之一，而且也有人把食用安眠药当作改善睡眠的一种习惯。面对一些家庭主妇来说它是消除烦恼的麻醉剂；对一些上班族来说它是消除烦恼、排解压力的镇定药。很多人在服用了安眠药以后，睡眠状况确实得到了改善，于是就会有人问："安眠药是不是一吃就不能停？吃了上瘾怎么办？"

安眠药是治疗睡眠的药物，虽然具有成瘾性，但是只要正确使用，就不会上瘾。就像其他药物一样，安眠药是一种药，只有得病的人才会需要它，所以，只要失眠症状消失了，就可停止服用。如果失眠症状消失后继续服用安眠药肯定是不可取的，会对人体产生巨大的副作用。

对于服用安眠药的患者来说，最好隔一段时间就去医院复查一次，依据自身近期的睡眠情况和自身对安眠药的反应程度，看看自己是否应该调整安眠药的用量和品种，切忌自作主张，忽视了安眠药的危害性。

还有一些人，服用安眠药一段时间后，会突然感觉安眠药失效了，半夜里会经常醒来。这是怎么回事呢？这是因为人体产生了耐药性，所以不妨换一种安眠药，让两者交替使用，以满足身体对药物刺激的"新鲜感"。或者在医生的指导下逐渐增加剂量。如果这样半夜还会醒来，要咨询医生寻求其他解决办法了。

轻度睡眠问题患者，可以采取间隔服用安眠药的办法，也就是吃一段时间停几天，如果效果不佳，还可辅以中药进行治疗。

以酒送药，是万万不可取的，尤其是安眠药。酒精是提神的物质，它会使我们的大脑皮质瞬间活跃起来，而安眠药是帮助我们镇定的，这样做恰恰产生了相反的作用，所以安眠药就失灵了。而历史上著名的喜剧之王卓别林就是因为酒后服用安眠药死亡的。所以，这个问题的严重性不能忽视。

有的人滥用安眠药，经常换药，所以最后服用很长时间都不起作用。长期服用安眠药的人应该都知道，安眠药有三种：第一种是巴比妥类（苯巴比妥）。第二种是苯二氮䓬类（安定）。这类药通过影响我们的中枢脑干系统和边缘系统诱导我们入睡，是当前被广泛使用的安眠药。第三类是其他的安眠药，有甲丙氨酯（眠尔通）、水合氯醛、唑吡坦（思诺思）、松果体素等。

由于失眠症有多种表现形式，比如入睡困难、睡眠易惊醒、夜间多梦等，所以对于入睡困难的人来说，可以使用起效快、半衰期比较短的药；睡眠容易被惊醒者，可以选用中效的药，如阿普唑仑（佳静安定）、艾司唑仑（舒乐安定）；早晨醒得较早的人可以服用长效的氯硝西泮（氯硝安定）、氟西泮（氟安定）等。只有这样根据自身的情况，对症下药，才能最大限度地减少毒副作用的产生，发挥药物的最佳疗效。

总而言之，只有科学地服用安眠药，失眠患者才能摆脱失眠的困扰，拥有良好的睡眠。

九
如何运动才能提高睡眠质量

　　生命在于运动，我们的身体就像机器一样，长久不"使用"就极容易"生锈"、"坏掉"。不运动的人很容易产生一种身体上的惰性，而这种惰性会直接导致人的身体不健康，心绪不稳定，在面对工作和生活时也会常常感到担忧和恐惧。通过调查发现，惰性是导致人们失眠的主要原因之一，而通过合理的运动则可以使人有效地摆脱惰性，从而使人拥有健康的身心。因此，失眠患者最好选择通过适当的体育锻炼或体力劳动，再辅以其他的治疗方法，使自己摆脱失眠。研究证明，长久坚持体育锻炼的失眠患者，失眠症状都会得到改善。因为适当、合理的运动是保证人体新陈代谢功能正常运行的有利因素，它既可以有效地加速人体中各器官的活动，还可以使人释放不良情绪，让人在增强体质的同时，气血通畅，从而拥有良好的睡眠。

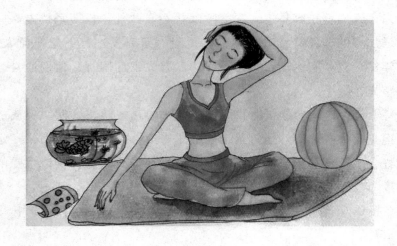

1. 适量运动提升睡眠质量

随着社会竞争的日趋激烈，人们生活节奏的不断加快，越来越多的人开始出现不同程度的睡眠障碍。因而有人选择借助酒精、安眠药等错误的方式来加速睡眠，但这些错误的"助眠方式"往往不会起到直接、正面的治疗效果，反而还会给身体带来不同程度的损害。所以，失眠患者们一定要选择一些健康、合理的方式来"拯救"你的睡眠。

研究发现，规律地运动可以增强人的体能，减少人们患病的概率。而许多研究结果还证实，适当地运动可以有效改善人们的睡眠质量。这是因为，适当地运动会刺激人体产生多种激素，比如内啡肽，它是一种镇静物质，它的作用甚至比吗啡还要强，所以内啡肽的产生可以很好地协助人们进入睡眠状态。而且，适当地运动还能升高人的体温。如果在睡前选择进行一些例如散步、仰卧起坐之类的轻微运动的话，就可以提高中枢神经系统的核心温度，而温度的提高则易于使人进入一种困倦状态。而运动结束后，在临睡前可以洗个热水澡，这样一来，人们就很容易进入深度睡眠状态。此外，长期坚持做一些运动会增加人的体能，提升机体的耗氧量。研究发现，不论任何人群、任何年纪，只要有运动习惯的人，均没有失眠的困扰，他们通常会熟睡一整夜。

科学合理地运动能帮助我们缓解糟糕的睡眠状态，摆脱疾病的困扰。但是，如果你打算通过运动的方式来改善睡眠状况的话，一定要掌握好合理运动的量与度，否则不当的运动方式和身体难以承受的运动强度，反而会给你的身体健康带来更大的危害。

在接受运动治疗法之前，失眠患者最好注意并遵循以下几点要求。

（1）在选用运动疗法之前，必须要去医院进行身体检查，以了解自己的身体状况是否适合进行运动锻炼。同时检查一下自己是否患有心血管系统及呼吸系统方面的疾病——患有以上疾病的人群通常不适合采用运动疗法来治疗失眠，因为这些人群一旦运动过量，就极容易引发相应的并发症，给身体带来非常大的损害，甚至会危害生命。

（2）在制定运动计划时，必须参照身体检查的结果及运动基础等因素，因人而异地安排运动量。即使适度地运动可有效改善睡眠质量，但也要循序渐进、逐步增加运动量及运动强度，且不可操之过急。要在不断适应的过程中逐步提高身体的各项机能，从而达到治疗失眠的目的。

（3）运动时要采用正确的运动方法。一般来说，在运动前先做5~10分钟的准备活动，让身体充分得到舒展后，再进行相应的运动项目。初次运动时切勿运动量过大，一旦出现肌肉乏力、胸闷气短的情况就要立即停止运动。运动后要逐渐放松身体，可以做一些轻柔的伸展运动，让身体有一个适应的过程，切勿"急做急收"，不当的运动方法很容易对身体造成损害。

在采用运动治疗失眠时，一定要注意"适度"和"适量"，尤其对于一些老年人来说，如果运动量过激，不仅不会起到改善睡眠的作用，反而会缩短患者原有的睡眠时间，因为身体的酸痛和不适会刺激人体的脑部神经，使人一直处于一个"感到疼痛""非常难过"的潜意识里，而潜意识会使人一直处于一个清醒的状态，这自然非常不利于人们进入睡眠状态。

（4）既然采用运动来治疗失眠，患者就一定要做好长期坚持的准备，只有持之以恒，才能使治疗效果逐渐积累，从而达到改善睡眠质量的目的。而采用规律运动法治疗失眠的人，治疗效果也并不是立即见效的，通常要在开始运动后的1~2周才会慢慢显现出效果来。有调查发现，一些没有运动习惯且没有任何心血管疾病困扰的老年人，在开始接受运动疗法的16周后，睡眠时间比之前增加了至少1个小时，而睡眠的潜伏期也比之前缩短了一半。

对于身体健康的成年人来说，只要借助一般规律性的运动，如走路、游泳或骑脚踏车等，每周坚持 3~5 次，每次时常 30~60 分钟，即可有效地改善睡眠状况。

对于老年人来说，可借助散步、游泳或骑自行车等运动强度稍微缓和一些的运动方式，或通过有效保持身体灵活性并增强身体的耗氧能力的方式，来改善睡眠质量。

（5）锻炼时间以下午 4~5 点为宜。一位英国的医学家曾把一群测试者分为两组，并安排两组人在不同的时间段进行等量的运动。其中一组人被安排在上午的 9 点左右进行运动，而另一组人被安排在下午的 4 点左右进行运动。根据跟踪仪的记录情况显示：即使运动后他们的疲劳程度相同，上床睡觉的时间也相同，但是他们的睡眠情况却是不一样的。下午 4 点的测试者睡眠质量要明显好于上午 9 点的测试者，因为下午运动的时间距晚上休息的时间不太长，而运动时产生的肌肉疲劳及所消耗的体力在上床睡觉时还未完全恢复，也就是说，下午 4 点左右运动的测试者，直至晚上睡觉时仍处在一种困倦的状态下，所以下午运动更有助于睡眠。但值得注意的是，如果运动时间晚于 4~5 点同样不利于睡眠，因为运动过后，人的大脑会处于一种兴奋的状态，而这种兴奋的状态通常会持续 1~2 个小时，所以睡前 1~2 个小时做运动是不利于睡眠的。

由此而言，人们在采用运动治失眠时一定要注意运动的"量与度"的协调，以及选择正确的运动时间。否则，治疗失眠的效果不但不明显，有时还会适得其反，对身体造成损害。但大量的事实证明，失眠患者只要长期坚持科学合理地运动，就可拯救自己的睡眠，使自己拥有良好的睡眠质量。

2. 夜间运动有助于睡眠

现在的很多人都承受着比较大的生活和工作压力，除了工作时间和交际应酬外，可支配的空余时间非常有限，所以有很多人为了自己的身体健康只得选择在下班后做一些体育运动。但是，在晚间长时间地运动健身，对睡眠是会造成不良影响的。

有关专家认为，在不同时间段进行运动，所起到的睡眠效果是不一样的。下午和傍晚进行适度地运动，会明显改善人们的睡眠状况；而晚间是否适于运动要根据不同人的作息习惯来定。但是，无论几点开始运动，都应保证在睡觉的前1个小时停止运动，否则大脑一直处于兴奋的状态，就会影响人们的睡眠——通常人在进入睡眠状态时需要一个准备期，运动过后，交感神经会使人处于一种兴奋的状态下，必须用一段时间平复这种兴奋，使人的身心逐渐平静下来，使掌管睡眠的交感神经进入"工作状态"，这样人们才能够逐渐进入睡眠状态。

调查人员发现，晚上9~11点是人体进入睡眠的最佳时期，因为这个时间段是人体十二经脉中的三焦经调养的最佳时期。从中医学的角度来说，三焦经属朝百脉，如果人选择在其调养的最佳时期进入睡眠状态，最利于调节人体的生物钟，从而提高人们的睡眠质量。所以，对于那些饱受失眠侵害的人来说，如果想要充分地休息好，就应尽可能地把睡眠时间提前到晚上9~11点之间。晚于这个时间，在治疗睡眠的效果上就会略逊一筹，而人体的内在机制也得不到充分地调节和缓和，最后只能起到"治标不治本"的作用——很快入睡，但睡眠质量却十分低下，常常在噩梦中被惊醒。

此外，运动强度也是影响睡眠质量的关键因素之一。通常我们并不主张人们在晚间选择强度过大的运动，因为运动强度过大并不利于提高人们的睡眠质量。但是也有不同的观点认为，在睡前的60分或

90 分钟内完成中等强度的运动，并不会使运动者的入睡变得困难，也不会降低运动者的睡眠质量。来自美国南卡罗来纳大学的一项研究发现，睡前进行适量地运动有利于睡眠，其原理是运动可减少运动者的焦虑情绪，提升体温。而日本的学者通过研究也发现，人的睡眠质量与人体直肠的温度有很大的关系，在睡前做一些如慢跑之类的轻微运动（运动后身体微微出汗就应立刻停止），则可以提升人的体温，运动停止后的 30~40 分钟，人的体温开始下降，而直肠的温度下降得越快，人就越容易进入深度睡眠状态。但研究者也明确提出，即使采用这种方法，效果也是因人而异的。也就是说，并非人人都能从睡前运动中受益。

所以，睡前运动会不会对睡眠起到影响不能一概而论，要根据个体之间的差异视情况而定。如果此前你一直保持睡前运动的习惯，而这个做法并没有影响你的睡眠情况，你就不需要做出改变。不用刻意去效仿所谓的"健康"习惯，因为每个人的作息习惯是不同的。但如果你此前并未有睡前运动的习惯，而你正准备养成一种运动习惯时，还是建议你不要采取过激的睡前运动。初次选择运动时，可选择一些如慢走、有氧瑜伽等轻微的运动方式，让自己的身心在运动的作用下逐渐平静下来，从而使自己拥有良好的睡眠质量。

 3. 科学选择运动项目有益睡眠

有规律地坚持一项体育运动，是保持活力、保持身体健康和提升睡眠质量的最有效方法，而且可以改善细胞的含氧量，增加人体的肺活量，加速毒素的排泄，对人的身心都有很大的帮助。但是，一个人想要长久坚持一项运动，就一定要选择自己十分喜欢的运动，这样你才能在运动的过程中感受到快乐，并将其坚持下来。而如果是"三天打鱼两天晒网"式的间断性运动只是增加人的心率，对人们有效地改善睡眠质量效果不大。

所以在选择运动项目时，一定要选择适合自己身体状态的运动项目。而且，运动场所的选择也很重要，不要在过冷、过热或空气不流通的封闭环境下运动，最好选择在户外运动。在每次进行一项运动前后，一定要认真做好相关的准备活动和结束活动。例如，每次运动前最好做一些简单的拉伸、下蹲动作，使关节舒展开，运动时不要用力过猛。运动结束后可做一些高抬腿、后抬腿等简单的动作舒缓一下酸痛的肌肉，也可以选择在运动前后的 2～3 分钟各测一次脉搏。一般情况下，运动结束 2 分钟后的心率不应超过运动前心率 10 次/分。反之，则意味着你的运动过量，需要立即停止。

那么，什么样的运动有益于人们的睡眠呢？

（1）晨练。一天之计在于晨，早晨的空气新鲜，人的精神也十分清爽，这时可以适当地做一些运动。

但需要注意的是，晨练前必须先做 5～10 分钟的准备活动，因为人的身体在经过一夜的相对放空的状态下，四肢僵硬，此时做一些适度的准备活动，会降低身体拉伤的风险。一般情况下，可以选择活动量较轻的运动项目，如体操、舞剑、扇子舞等。但是不论选择什么运动项目，都不要经常变换，长久坚持才能收到良好的效果。而且，晨练的时间不宜过长，以 30 分钟为宜。适度的运动能使人的大脑皮层和身心均得到平衡，非常利于运动者在一整天保持一种放松的状态，从而使人在夜晚时能够十分顺利地进入睡眠。

（2）散步。实践证明，睡前散步是治疗失眠非常有效的一个方法，尤其适合中老年失眠患者。

大多数人会认为早晨是锻炼的最佳时期，但经过研究发现，傍晚和睡前做一些适量的运动同样有益于身体健康。根据人体生物钟的规律，傍晚时分，人的体力和身体各机体的反应敏感度及协调性都处于最佳状态，而如果每天傍晚进行 30～60 分钟的散步，不仅能消除人们白天的疲劳，而且能提高人们的睡眠质量。这是因为傍晚散步人流稀少，环境相对安静，可以使人的精神更加放松，而精神轻松后人们往往更容易入睡。

但散步时要注意时间，开始时每次以 15 分钟左右为宜，待身体慢慢适应后，再循序渐进，增加至每次 30 ~ 60 分钟。散步时，需以每分钟 60 ~ 90 步的速度（慢、中速）行进。值得注意的是，散步时间最好不要少于 15 分钟，否则也会影响效果。

（3）退步走。退步走属于一种反常态的运动形式，它要求人向身体的反方向行走。研究发现，退步走非常有利于人的健康和睡眠。这是因为，退步时要移动脚步向后退，这样一来身体就会大幅度运动，而且在行进的过程中，人要时刻注意前后左右的情况，以防撞到人或物体。如此一来，一切杂念、思绪等都会被紧张的注意力抛到九霄云外，这就非常利于舒缓人们的不良的情绪，放松心神。而且退步走很容易使人感到困倦，大脑和精神的彻底放松会增加中枢神经的抑制，从而使人们很快进入睡眠状态。

（4）慢跑。慢跑属于有氧运动的一种，可提高人的心肺功能。人在慢跑时，机体的有氧代谢过程进行得比较完善，非常有利于增进和改善各器官的功能，预防疾病。而且长期坚持慢跑，能让人保持头脑清醒，精力充沛，精神愉悦，对防止失眠也有较好的效果。

在进行慢跑之前，应先进行 3 ~ 5 分钟的准备活动，使身体及各肌腱得到充分舒展和放松，尤其是膝关节、踝关节和脚。因为慢跑时，脚踝和脚部的受力冲击非常大，如果处理不当就很容易发生韧带拉伤等意外情况。

慢跑时，两手微微抱拳，手臂弯曲成 90° 左右的直角，身体略向前倾，全身放松，步伐轻快有节奏；跑步时，要将深长而均匀的呼吸与轻快的步伐巧妙地配合起来。跑步初期可小步伐慢跑，待身体各器官适应后再放开步伐，用均匀的速度行进。

慢跑的时间以每天 20 ~ 30 分钟为宜。最好的状态是每 20 分钟跑 3 ~ 4km，跑步时每分钟的心率一般不能超过 120 次。跑完后不要立即停下来，应先放缓步子继续跑一段路，放松腿部，调整呼吸。

此外，不要在饭后立即进行跑步锻炼，也不要在跑步锻炼后立即进食，以免胃液分泌减少，消化不良。也不要在临睡前的 1~2 小时内进行慢跑运动，因为此时运动很容易导致大脑兴奋，从而不利于睡眠。

（5）舞蹈。舞蹈不仅能表达人的情感、抒发人的思想，同样也是一种"运动"，因为舞蹈动作同样可以使人达到锻炼身体、调节情绪的作用。而现在最流行的"广场舞"就属于舞蹈的一种。这种舞使很多中老年朋友聚结在一起，配上时下最流行的音乐，在广场、公园等很多户外场合翩翩起舞。广场舞动作轻柔，很适合老年人健身。

很多失眠患者常伴有情绪不稳定、亢奋或抑郁，并且精神上经常会出现轻度的疲劳感，而优雅的舞蹈作为一种运动，则可以使人心旷神怡、精神振奋，拥有良好的情绪。

长期坚持跳舞蹈，可以有效调节大脑皮质和中枢神经的功能，使抑郁、低落的情绪得以平衡，使兴奋、焦躁的情绪得到安定，使人的身心得到双重益处，从而改善人们的睡眠状况。

（6）健身球。健身球的操作机理是通过手掌和手指的合作，正确地运用指力、腕力以及臂力使球体在手指和手掌间运动。这种运动需要眼、手、心之间的协调一致，长期进行这种运动可起到舒筋活血、平衡大脑的功效。

对于治疗失眠症而言，健身球运动的效果极佳。在进行健身球运动时，通过球体对手指末梢的刺激，可以有效地调节大脑皮质的功能，使紊乱的副交感神经得到调整，从而改善睡眠。许多失眠患者，在从事健身球运动后，普遍反映入睡时间缩短了很多，而且睡眠质量也越来越好。

针对治疗失眠的健身球训练法主要有两种形式：一是旋球法。临睡前，仰卧于床上或地毯上，先用右手做顺时针旋球，当右手感到酸、胀、麻后，再改为逆时针旋球。在旋球过程中，可进行自我心理暗示："双手都旋过球，就要入睡了"，不停地自我暗示，使身心得到放松（旋球法具有很好的镇静、安神的效果）。二是健身球按摩法。将双脚浸泡到温水中约 5 分钟，取出脚后用健身球按摩脚两侧的足三里穴，每次大概按 15~20 分钟。也可以用小号的健身球轻轻地按摩太阳穴两侧，并向额头正中央反复推擦。这种方法可以起到舒缓紧张情绪的作用，而情绪放松下来，身心平静后，人们就很容易入睡。

4. 睡前健身操与放松促眠操

对于有睡眠问题的人来说，运动可以代替药物起到助眠的作用，但任何药物都替代不了运动。运动可以加速机体的新陈代谢，促进体内毒素的排出。每天坚持适量的运动，不仅能改善人们糟糕的睡眠状态，还可以提高人体的免疫功能，增强机体的各项功能，加快血液流速，使人精力充沛，神经衰弱症状减少，从而达到改善睡眠状况的目的。

除了常规的体育运动外，失眠患者还可以试试简单易行的"睡前健身操"。每天坚持做"睡前健身操"，同样可以使人心情平静，拥有良好的睡眠。

具体来说，常见的睡眠健身操有以下几种。

（1）手指按摩头部。用双手的食指、中指和无名指弯曲成 45°，然后用手指轻轻地反复按摩头部，时长 2~3 分钟。手指按摩头部可以增强脑部供血，使大脑更加强健，从而缓解失眠，改善睡眠质量。

（2）用拇指轻搓耳法。将双手大拇指的内侧紧贴于耳部下端，然后自上而下、由前向后用力搓耳朵，时长 3~4 分钟。这种方法可以疏通耳部经脉，放松精神，从而提高睡眠质量。

（3）双手搓面法。用两手掌紧贴于面部，用力轻搓面部所有器官，时长 2~3 分钟。这种方法不仅能疏通面部经脉，预防皱纹的产生，还可以缓解精神疲劳，协调中枢神经，促使大脑处于安静、休息的状态，从而提高睡眠质量。

（4）双手搓肩法。两手掌用力搓摩肩部肌肉群，重点按摩后脊柱两侧，时长 2~3 分钟。这种方法不仅能缓解疲劳，预防肩部、颈椎的病变，还能放松身体，让人睡得更好。

（5）推摩胸背法。两手掌自上而下用力推摩前胸、后背、腰腹等部位。这种方法可以疏通经络，放松身心，缓解身体的不适，从而提高睡眠质量。

（6）双掌推腿法。掌心相对，分别放在左腿的内外侧，从大腿根部开始，由上至下顺推肢体 1 分钟左右；同样，将双手放在右腿的内外侧，由大腿根部开始，由上至下顺推肢体 1 分钟左右。这种方法可有效缓解腿部疲劳。

（7）交叉搓脚法。用左脚掌心摩搓右脚背，2~3 分钟过后，再用右脚掌心摩搓左脚背；接着用左脚跟摩搓右脚心，再用右脚跟摩搓左脚心，每次持续 6~8 分钟。这种方法可有效消除双脚的疲劳，活血通脉，促进睡眠。

（8）双掌摩腹法。将两手掌重叠贴于腹部，先以顺时针为方向按摩腹部所有的部位，1~2 分钟为一圈，结束后再以逆时针方向按摩腹部所有的部位，重点按摩肚脐周围，一组动作大概持续 5~7 分钟。这种方法强健脾胃，利于消化吸收。

这一整套操需用时 18~20 分钟。在做睡前健身操时，要把所有的注意力集中在各个动作上——专注做睡前健身操时，不良的思绪就会被分散、转移，而杂念消逝，心情自然舒畅。做完整套操后，可闭目歇息 15 分钟。因为连续做操会使人产生轻微的疲倦感和睡意。长期坚持做这套睡前健身操，可疏通气血、有效调节神经中枢，促使大脑趋于安静、平和的状态，从而改善睡眠质量。

除此，再给大家推荐一套放松促眠操。具体动作如下。

（1）三线一轴放松促眠操。在做这套操之前，需要失眠的朋友们将自己的身体想象成三条线：即前面、后面、两侧，并自上而下对三条线所涉及的部位进行放松。前面的一条线主要放松的部位是由面部沿前颈部至上胸部、由胸部至腹部、由腹部至腿部（前）、由腿部至两膝、最后由两膝至十趾，以此顺序由上而下进行放松；后面的一条线主要放松的部位是由头枕部至后颈部、由后颈部至背部、由背部至腰部、由腰部至腿部（后）、最后由腿部至脚跟，以此顺序由上而下进行放松；左右两侧一条线放松部位由头部两侧沿颈部、双肩、两臂、两肘、两腕到两手，以此顺序由上而下进行放松。

（2）局部放松促眠操。此方法需在三线一轴放松促眠操的基础上，再单独放松身体的某一紧张或病变部位，然后在此部位上轻揉5~10分钟，并在心里默念"松软吧"（至少20次）。每天如此，即可得到很好的心理暗示，从而促进睡眠。

（3）整体放松促眠操。区别于局部放松促眠法，这套操需以全身作为一个部位进行放松，可参照三线一轴放松促眠操里的按摩部位，轻揉全身，从而达到放松肌肉的目的。此方法每天可练习2~3次。长期坚持，即可在放松身体的同时，使精神放松，达到改善睡眠的功效。

 5. 帮助睡眠的瑜伽动作

瑜伽虽然是印度的一种古老气功，但却越来越受现代人的推崇——瑜伽宁静悠长的底蕴，为生活压力大、睡眠质量低的现代人提供了一个舒展身心的安宁境界。而古老的瑜伽体系中对健康也有着深刻理解。瑜伽认为，健康，是身体和精神层面的整体联结。一种疾病的出现，不仅仅是身体层面的疾病表象，还应透过表象追溯到精神层面，只有意识到疾病进发的两个层面，才可以有效地根治疾病。治疗失眠也是如此，我们可以通过瑜伽锻炼，调整呼吸、放空思想，使身心得以放松，从而酣然入睡，一觉到天明。

那么，什么瑜伽动作适合人们睡前做呢？

（1）山立式

1）身体直立，自然放松，双手下垂，掌心贴于裤线（类似立正的姿势）。左脚向前迈出一大步，注意需与髋关节保持在同一平面；双手互扣着转到身后，伸直双臂，起身后微微抬头，并舒展身体。

2）吐气，身体向前弯曲，并尽量贴于左腿；下肩，使手臂柔和地向前舒展；微闭双眼，保持此动作30秒，然后向身体的另一侧弯曲，重复同样的动作。

3）完成上述动作后，取舒适坐姿，微闭双眼，全身放松。

（2）箭式

1）取坐姿，两脚心相对。

2）身体稍向后倾，整体重心移至臀部，双手抱着双脚离开地面，保持呼吸均匀。此动作持续20秒左右。

3）左脚保持原来的姿势，右手和右脚缓缓向上伸直，保持呼吸均匀。此动作持续20秒左右。然后收回右脚，左脚重复相同的动作。

4）同时向身体两侧伸出双脚，并放松肩膀，挺直脊背，保持身体的平衡。

5）完成以上动作后，恢复初始坐姿，微闭双眼，全身放松。

在做一些简单的瑜伽助眠动作时，同样可以做一些瑜伽冥想，二者相结合对改善睡眠非常有益。对改善睡眠比较有效的瑜伽冥想主要有以下两种方式。

（1）开放式冥想。在冥想时，头脑中不做任何期待。开始静坐时，闭上双眼，切记不要将生活中的烦恼带入冥想中。起初冥想时，不要做任何事，不要想任何问题，不企求任何目的，只需放松身心。不加任何的控制，让意识自行运作，犹如飞鸟一般。像海浪一样自然，随遇而安。如此一来，肉体和精神方面即可获得平静。持续20分钟左右，就可慢慢睁开双眼，而此时，你就做好迎接睡神来临的准备吧。

（2）专注式冥想。冥想时，要心无旁骛，将意识全部集中到一个目标物体上，摒弃一切外来因素的干扰。用来作为专注的目标物体，可以是一盆花、一幅画风唯美的油画，也可以是重复的一个词语、一种声音，甚至还可以是一个抽象的图形。切记，专注的目标物体不要太复杂、太稀奇，借由一件单一的物体就可以帮助你在纷扰的环境中收敛回来，在无所思、无所牵挂的状态下，使自己的大脑逐渐安静下来。

值得注意的是，在冥想时，要让房间保持安静，而且灯光要柔和；取坐姿，微闭双眼，然后下意识地放松身体，由脚开始，从下至上，一直放松到头部。身体放松后，就可以进入冥想状态了。

我们知道，诱发人们失眠的主要原因就是人们不能很好地处理好脑海中紧张的思绪，而在做瑜伽助眠运动后，适时的加一下冥想法，并持之以恒地坚持，就可以很有效地改善这种状况。实践证明，睡前放松程度对睡眠质量的影响非常大，而冥想法则是有意识地让精神放松下来。而由于瑜伽助眠方法与冥想法的结合可以使身体达到深度放松的状态，所以说冥想对睡眠非常有益。

虽然练习瑜伽可以有效地治疗失眠，但在练习瑜伽时，需要注意以下几个方面：

（1）在练习瑜伽的前1个小时禁止进食，而饭后2~3小时内也要避免练习瑜伽。

（2）手术后或者得了很严重的病，绝对要禁止练习瑜伽。

（3）练习瑜伽前，必须要先做一些舒展运动（如伸手臂、抬腿等），而且心情要放松，动作要与呼吸相配合。

（4）练习瑜伽时，精神要专注，意识要集中。

（5）练习瑜伽时，不要大声讲话或者大声说笑，以免破坏瑜伽冥想。

许多人认为，瑜伽只是一种伸展肌肉的形体操，其实这种观点是不正确的。瑜伽除了是一种形体操之外，还是一种非常有效的自我治疗方法。实践证明，长期进行瑜伽锻炼能增强人体的新陈代谢功能，增加身体的灵活性，从而改变身体的亚健康状态。而瑜伽的冥想法，还具有镇静神经的功效。更为关键的是，扭转、弯曲、伸展等静态瑜伽动作，会直接刺激人的神经系统和肌肉系统，对神经衰弱、失眠、头痛、肩周炎、脊椎病及胃肠疾病等，都有很好的治疗作用。

 6. 太极拳、气功与八段锦

失眠患者中，不乏一些中老年人，而采用运动治疗法，对他们而言存在一定的"风险性"——运动强度过大，很可能不利于他们的身体健康。传统的运动方式不仅运动强度低，而且对身体的伤害也不大，所以非常适合中老年失眠患者。

下面就简单介绍几种既可以强身健体，又可以有效助眠的传统运动方式。

（1）太极拳。太极拳是我国传统的健身运动，动作轻缓，松弛有度，是一种内外兼修、柔和、缓慢、刚柔相济的拳术。长久坚持打太极拳，不仅可以强身健体，对失眠也有非常好的治疗效果。

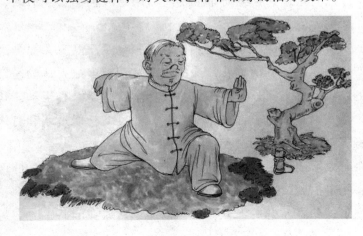

练习太极拳时，两臂、手腕、肩、背部等部位的肌肉要全部放松。太极拳柔和的动作可以使人的大脑皮质在运动过程中得到的"休息"，而且太极拳的动作讲究以意念为指导，练习时，既能安神，还可以让人摒弃不良情绪。坚持练习太极拳对于神经系统兴奋引发的失眠症有很好的治疗效果。

练习太极拳时，要注意动作轻柔，呼吸自然。初练太极拳时，呼吸要自然，不要刻意憋气，也不要急促地喘气。动作熟练后，就要注意呼吸与动作的协调一致，做到"起吸落呼，开吸合呼"。太极拳的动作和呼吸节奏可以增强身体的平衡感，缓和肌肉的柔韧度，而且对改善睡眠极有好处。

太极拳适合于各种年龄的各种体质。在清晨的公园里，道路两旁，都会有很多人在练习太极拳，为美好的一天做准备。不过，太极拳中有专门适用于睡前练习，帮助人们放松下来的拳法，具体操作如下：①站立，双脚分开，与肩同宽，左手放置左肩，右手放置右肩。②用肘部做环形转动，先向前顺时针转 30 秒，再向后转 30 秒。③两臂平举，与地板呈平行状态。两手臂向前，并慢慢抬起右臂，尽可能地上举，同时左臂下垂。保持这个姿势大约 10 秒钟，然后以两臂相反的位置重复这一动作。④整个过程需重复两次以上。

值得注意的是，这一组动作主要的作用是放松手臂和肩膀，需在临睡前 1 小时左右进行。

（2）气功。气功是我国特有的一项"功夫"，很多人都是因为对太极拳产生了兴趣而开始练习气功的，但气功被多数人认为是辅助于太极拳的一种锻炼方式。其实不然，气功本身就是一种运动。长期坚持练习气功，对人的身心健康非常有益，而且气功通过调和身体中的气，使身体放松，可起到改善睡眠的作用。

下面向大家推荐几组适用于临睡前的气功锻炼方法：①仰面躺在地板上，抬起右腿，向外弯曲，右脚尖抵在左侧大腿内膝的部位。②左手掌向上，垫在左肾的下方；右手掌向下，放在肚脐上。③想象左手正在给肾脏送气，能量从右手经过肚脐进入左肾。④重复一次整体动作。

气功锻炼法与放松疗法非常相似，如果应用得当，对失眠症会产生非常好的治疗效果。

（3）八段锦。八段锦是道教门派中秘传的养生功法之一。它动作简单易行，健身效果显著，是中华养生文化的瑰宝。

八段锦由以下 8 个动作组成。

1）双手托天理三焦。这组动作具体表现为：双手交叉上托，超过头顶，拔直腰背，提拉胸腹。此方法可使周身都得到元气和津液的滋养，从而使得全身上下气血通畅。

2）左右开弓似射雕。这组动作具体表现为：展肩扩胸，双手如同拉弓射箭状，招式有力。可以梳理肝气，抒发胸气，同时可有效消除肩背部酸痛不适的症状。长期练习此动作，可增加肺活量，让肺部充分吸氧，有利于"废气"的排出。

3）调理脾胃须单举。这组动作具体表现为：左右两臂一上一下、一前一后，进行对拉拔伸。牵拉腹腔，对脾胃肝胆能起到很好的按摩作用，有助于胃部功能消化吸收，平衡身心。

4）五劳七伤往后瞧。这组动作具体表现为：转头扭臂，锻炼颈椎部位；同时挺胸，刺激胸腺，从而改善对脏腑器官的调节能力，促进自身的良性调整，消除疲劳状态，促进睡眠。

5）摇头摆尾去心火。这组动作具体表现为：右腿侧踢出，左腿呈弓状，双手分别置于左右腿上，坚持 2 分钟左右，收回右腿，左腿踢出。这可使肾水上升，心火下降。

6）两手攀足固肾腰。这组动作具体表现为：身体前倾，双手尖置于脚尖处，双手可按摩腰背下肢，使身体的督脉和足太阳经拉伸起到缓解疲劳的作用。

7）攒拳怒目增气力。这组动作具体表现为：扎马步，左抱拳、右出拳。出 10 个拳后，收回双拳，换右抱拳、左出拳。

8）足下七颠百病消。这组动作具体表现为：上肢拔抻，颠足而立，下落振身。

这些传统的运动方式可使高度紧张的精神状态得到平衡，阴阳得到调和，而且它们的运动强度相对缓和，长久坚持，对神经衰弱、健忘失眠等症状都有不错的治疗效果。

7. 巧用娱乐方法提高睡眠质量

英国著名的化学家法拉第，由于长期从事紧张的研究工作，被头痛、失眠折磨得痛苦不堪。他不得不前去看医生，医生给他开了这样一张药方："一个小丑进城，胜过一打医生"，对这句话琢磨了良久之后，法拉第对此心领神会，从此开始经常出入各种娱乐场所，去观看喜剧、马戏等表演。这样坚持了一段时间后，他的睡眠状况很快得到了改善，而且他的身体也比从前更健康了。

一般来说，娱乐疗法分为文娱、文体、体育三方面的内容。其中，唱歌、跳舞、听音乐、看电影、打牌、下棋、看戏等属于文娱活动；写诗、绘画、唱歌、看报等属于文艺活动；体操、太极拳、气功、游戏项目、田径运动、旅游等属于体育活动。而娱乐疗法就是通过以上三方面的活动来陶冶性情、增进身心健康的一种心理治疗方法。

娱乐疗法由来已久，历史长远。古希腊著名的思想家亚里士多德以及中国古代的《乐记》里，都曾记载过通过参加娱乐活动即能对身心起到积极治疗作用的观点。我国古代医案中也有很多关于娱乐治疗法的记载。例如清代时期，有一个县令，终日眉头紧锁，愁眉不展，食欲缺乏且夜夜失眠，而他虽看医无数，但效果甚微。直到一天他听说本地有一位名医，医术高明，便慕名前去投医。名医问明他的病情后，开始为其号脉诊治，然后一本正经地对县令说："你乃'月经不调’是也”，县令听罢，啼笑皆非，留下“庸医”二字便佛袖离去。此后县令逢人便将这件事当成笑料一样讲出来，而每讲一次，他便捧腹大笑一回。没想到没过多久，他竟然痊愈了。此时，县令恍然大悟，原来名医是故意如此说的，于是县令上门拜谢名医。名医说："你患的是郁结的心病，没有比‘大笑’更合适你的治疗方法了"。

可见，娱乐疗法具有不可小觑的治疗功效。它是一种潜移默化的治疗方式，在不知不觉中就可以调节人的身心。失眠患者可以通过娱乐疗法，增进自己与他人之间的关系，建立起自身与社会环境间的正常关系，克服逃避环境、衰退、孤僻、离群独处、自卑等症状，减少生活的苦闷和单调，从而提高自己对生活的热情和兴趣。

失眠患者可通过自己的兴趣爱好及自己的身体状况，选择合适的娱乐项目。这样不仅可以使患者消除精神疲劳，克服焦虑、苦闷等不正常的精神状态，还能治愈失眠、多梦、食欲不振、乏力、记忆力减退等身体方面的病症。

通常，在选用娱乐疗法对失眠进行治疗时，应注意以下几个问题。

（1）在进行娱乐疗法时，内容要因人而异，要根据个体间不同的兴趣爱好、身体状况等视情况而定，不要强迫自己选择自己不喜欢的娱乐项目，因为娱乐疗法最根本的目的是让人在感受快乐的同时，使身心得以放松，从而提升自己的睡眠质量。

（2）必须遵守自然的原则。娱乐本身是一种轻松、自然的运动，它的治疗效果主要是在潜移默化中逐步实现的。因此，不要使用强硬的、做作的运动方式进行娱乐疗法，而应让患者在和谐、自然的氛围中愉快地进行治疗。

（3）在进行娱乐疗法时，要本着患者本人自愿参加的原则，如果患者被迫参加了自己并不感兴趣甚至厌恶的娱乐活动，治疗的效果不但不明显，有可能还会适得其反，这样一来，也就失去了娱乐疗法本身的意义。

（4）娱乐内容要适度。在进行娱乐疗法时，要注意内容和强度不要过激，时间也不要过长，因为"超负荷"的娱乐疗法会使大脑高度紧张，反而不利于提升睡眠质量。

 8. 按摩方法齐掌握，优良情绪助睡眠

按摩就是在人体的一定部位上，利用不同的手法来进行特定的肢体活动，以起到活血化瘀、舒筋通络、调理肺腑、增强人体免疫力等作用，进而帮助我们以放松的状态进入睡眠。

普通的按摩就是用自己的手，使用一定的手法，刺激身体的某些穴位或者部位，通过经络以及神经末梢促进血液组织的循环和代谢，最后使身体的整体功能得以改善。在这里，我重点介绍几种比较简单常用的按摩方式。这些按摩方式对人们缓解疲劳，拥有良好情绪有很好的效果。

（1）头面部按摩法

1）天门开穴法：将双手拇指的指肚紧贴于两眉头之间的印堂穴，其余的手指固定在头的两侧，左拇指从此处垂直向上推移，经位于当前发际正中之上 0.5 寸处的神庭穴至位于发际正中直上 1 寸处的上星穴，随后两拇指在周边各个部位交替推磨，大约持续 1 分钟左右，速度循序渐进。

2）点按百会穴。将右手的拇指尖在位于头顶前面发际上面 5 寸的地方点按，当局部产生发麻的反应时，换用拇指腹进行旋转摩擦，重复交替进行约 30 秒，再用掌心以百会穴为中心，按压旋摩大约 30 秒钟。

3）玉锤叩击。双手同时从后向前，从左到右，以指尖做锤，叩击整个头部，腕部用力，用力要均匀，大约叩击 1 分钟。

4）十指梳理：将手指当成梳子，在头皮上用力，从前额头向后推磨，大约持续 1 分钟。

以上是针对头部的按摩，而对于面部，我们可以主要以擦拭的手法为主：将双手手掌摩擦搓热，抚摸于面部，将手指并拢，两个小拇指分别放在鼻根的外侧，再从鼻子的两侧经过前额的外侧，向下至脸部，均匀地进行按摩，最后逐渐向上到前额处。这个过程反复 36 次。

（2）眼部按摩法

1）挤压睛明穴：身体坐立，将一只手的拇指和食指指尖各自分别按住两侧眼睛内侧的睛明穴，然后向鼻根方向用力挤压，当有酸胀感扩散到两眼的时候，再按压 1 分钟。

2）按揉四白：两手的食指腹分别按在眼球以下 1 寸处，连续按揉，以有酸胀感为佳。

3）轻揉攒竹：将左右手指腹分别按在左右眉内侧的凹陷处，轻揉，不可以用力太猛，以有酸胀感为佳。

4）擦揉双眉：双眼微闭，两手轻轻握成空心拳状，拳心相对，并且举至眼前，用大拇指背轻轻地摩擦双眉，从眉心向两侧边缘摩擦约 20 次。

5）轻抹眼睑：将双眼微闭，双手的中指和食指并紧贴于眼睛内眦处，然后向外眦轻抹，大约重复 30 次。

6）摩手熨目：将双手摩擦使其温度上升，然后两手掌分别覆盖于双眼，让其热度熨蒸双眼，待热度散去，再重复此过程。此过程 5~10 次为佳。

7）眼球旋转：经常将眼球向左右两个方向顺逆时针重复旋转，每旋转 5 次停顿片刻凝视远方，能起到缓解疲劳的功效。

（3）按揉鼻部

1）推磨鼻翼。将双手微握成拳状，让大拇指背贴附在鼻翼两侧，由鼻根到鼻翼两侧上下做推磨运动。此过程重复 30 次为佳。

2）轻擦鼻梁：用双手拇指肚在鼻梁上面上下循环按摩，大约每次 15 次，以有酸痛感为佳。

3）按揉鼻尖：将手掌最下面按在鼻尖上，伴随着每一次的呼气做圆圈运动，每次双手各转 5 次为佳。

4）点按迎香。将双手食指腹放在鼻翼两侧的迎香穴上，做点状按摩，10~20 次为佳。

（4）按摩耳部

1）将双手捂住两耳郭，平均用力前后推搓，往返重复 10~20 次，以双耳感到温热为佳。

2）将双水掌心紧按住两耳孔处，剩余的手指顺势置于颈后，并且将双手食指叠压在中指上，用食指向下滑动，并且敲击后脑部。这时贴在头后枕骨处的手指不动，紧贴耳孔的双手掌心突然离开，你会听到"咚咚咚"的声音。此过程重复 20 次为佳。

3）指擦耳后。身体坐立，将双手中指和食指分开，用食指的一个侧面分别贴在两个耳后的耳穴降压沟处，上下推擦，以耳后感觉到温热为佳。

（5）颈部按摩法。对颈部的按摩，可以采取按摩拍打等方法。在我们的后背和颈部分布有很多的神经线和穴位，所以通过对颈部的按摩，可以缓解颈部肌肉的紧张，活血通脉，加强血液循环，减缓疲劳，防治颈椎病，而且使我们的睡眠质量得以改善。

对颈椎的按摩可以分为 3 个阶段：摩颈、拍颈、动颈。先将两手交叉，掌心扣在后脑上用大拇指向下轻轻摩擦至大椎穴处，大约往返20 次为佳；接下来，双手握成拳状，轻轻地对颈后进行拍打，以 20 次为佳（也可以使用单手对颈后进行拍打）；然后用双手交叉抱住后颈部，使头颈先尽量往后伸，然后尽量向前俯在胸前，这样可以使我们的颈部肌肉、筋脉得以最大程度的拉伸，从而舒缓我们的颈部筋络，减少颈部酸痛，增强其灵活度。

（6）足部按摩法。足部被现代医学誉为："人体的第二大心脏""精血之根"，这是因为在人体的足部分布有全身最多的毛细血管和神经末梢。但是，足部位于人体的最下方，离人的大脑和心脏的位置是最远的，也是全身血液循环最不通畅的地方，而养成经常按摩足部的好习惯，不仅可以加强足部的血液循环，更能帮助系统协调我们的内脏活动，调节性功能，人体的精神和睡眠，而且可以调节心脑血管以及内脏的机能。

足部按摩对于很多人来说都不陌生，而足疗会所也是很多人经常光顾的地方。其实，我们完全没有必要那么奢侈地花钱去请别人帮助我们按摩足部，我们自己就可以为自己按摩。

1）按摩足趾。我们可以采用按法和摩法两种方法按摩足趾。将手在十个足趾处一压一放，这是按法；用手指在足趾的皮肤表面按顺逆时针的方向交替揉摩，这是摩法。每天入睡之前按摩半个小时，长期坚持下去，可以有效地治疗失眠。

2）按摩足底。足底分布有丰富的毛细血管和神经末梢，所以对足底进行按摩对人体健康至关重要。涌泉穴是足底一个很重要的穴位，每天晚上睡觉之前，用双手的拇指分别按摩两足底的涌泉穴数百下（按摩过程中一定要轻重交替，排除杂念），坚持数日后，你会发现，你的睡眠质量会明显得以改善，不管是工作效率、精神状态，还是食欲、心情都感觉像是脱胎换骨了一样。

人的足部一共分布有 62 大反射区，而且上面同时分布有与人体内脏息息相关的许多重要穴位。也就是说，我们的整个足部就相当于是一个血管和神经的集中区和总指挥区，经常刺激这些穴位点可以起到调节五脏六腑、治病保健的作用，安神养眠也很有效。

（7）精油按摩。植物精油的好处早在古希腊罗马时期就被发现了。每一种植物花草的芳香，其实都蕴含着丰富的能量，不管你想要寻求什么样的感觉，都可以通过植物精油得到满足。精油的使用方法有很多，浸泡、熏蒸、按摩、冷热敷等，而按摩则是十分奏效的一种。按摩的好处很多，比如可以加速全身血液循环，改善血液的有效成分，增强免疫力，调节神经系统的兴奋，解除大脑的疲劳等。

那精油按摩是怎么一回事呢？我来解释一下：在身体需要的部位

涂上适量的精油，然后用滑动轻抚、揉捏按压等方法作用于全身，以达到全身舒缓、放松的目的。总之，精油按摩能够帮助我们很快消除疲劳和紧张的情绪，而且对促进睡眠很有帮助。

9. 借助不起眼的小动作提升睡眠质量

当今社会是个飞速发展、物欲极度膨胀的社会，这使得人与人之间的竞争日趋激烈，而人类的生活和工作压力也都很重。对于大多数从事脑力劳动的工作者来说，由于长时间地久坐不动，加上身体上和精神上的双重紧张，会产生全身肌肉酸痛、头昏眼花的感觉，严重者还会患上腰椎和颈椎疾病。此外，长时间紧张的身心会使人的脑部供血严重不足，神经系统的调节能力减弱，进而使人们出现记忆力减退、失眠、身体乏力、心理压力加大、精神状态低迷等情况。那么，人们要怎样做才能摆脱这些情况对自己的困扰呢？下面的几个小动作，可帮助人们摆脱困扰。

（1）闭目憋气。将身体直立，闭上双眼，进行深呼吸，尽最大限度地将自己肺部的气体呼出体外，然后尽量最大限度地吸入更多的气体，这个过程中，将肚子、喉咙、肩膀鼓起到最高的位置，然后停止吸气，并且屏住呼吸，极力进行憋气，到实在撑不住的情况下将气体呼出。重复3次，你会顿感心平气和，心旷神怡。

（2）刺激大脑的敏锐度。将身体平躺，双手放在腹部，双手连接，呼气，同时腹部和肺部渐渐鼓起，慢慢地数到5，进行憋气。憋足5分钟，双手分开，然后进行呼气，直到气息散尽。这样做可以使心脏的收缩变缓，有利于血液流通，而且充足的氧气进入大脑后，可以让大脑享受一阵澄澈和安详。

（3）提升自己的警觉。身体放松坐下，将双眼闭上，后背靠在背垫上，双手和双腿自然放下，接着集中精力默念："我的胳膊很沉，我的双臂很沉，我的双肩很沉，我的双腿很沉……"同时感受身体各部分下沉的感觉。据说，这种方法可以提升人的专注度。

（4）步行。不要因为觉得某些人走路很酷，就去刻意模仿，而是选择一个个性的，适合自己的走路方式，尽量让自己很享受地感受每一个动作，让每一步都贴合自己的感觉，让自己的四肢尽情地舒展在蓝天白云之下。这样，我们的全身就能彻底地放空和放松。

（5）坐姿。正如前面所说，现在的上班族几乎一整天都是坐在电脑前面办公的，所以拥有一个正确的坐姿是非常重要的。正确的坐姿可以让我们消除疲劳，提升我们的工作效率。正确的坐姿应该是这样的：工作的时候，将双肩自然下垂，背部挺直，并且要保证座椅能够支撑起背部，上臂在体侧自然垂下，手腕与前臂保持水平，大腿和椅面要保持水平，小腿和大腿保持水平状态，并且留给腿部足够的活动空间。

（6）经常将脚与地面接触。生活中我们也许会发现一种现象：很多人喜欢经常光脚在鹅卵石上走路，就是所谓的"硌脚"。人们这样做的道理其实很简单——当脚踩在鹅卵石上的时候，凹凸不平的石头能很好地按摩我们脚底下的穴位和反射区，促进我们脚底的血液循环，起到一定的保健作用。再者，当我们光脚接触地面的时候，身体的电压和地面是一样的，而如果长时间脱离地面，身体的电压就会产生些许的变化，从而致使人的身体出现一些异常。我想，这应该就是所谓的"接地气"和"不接地气"的区别吧！

上述的小动作对于我们缓解疲劳，消除紧张焦虑情绪提升睡眠质量很有好处，只要我们长期坚持下去，就可提升我们的睡眠质量。

十

睡 眠 前 的 饮 食 方 案

　　人们通常认为，造成失眠的主要原因是受身体因素和心理因素的影响。比如，生活压力大、让人讨厌的工作或不融洽的人际关系等，这些都是导致人们的睡眠质量低下的常见原因。但是，还有一个原因和我们的睡眠质量也是息息相关的，那就是饮食习惯。

　　我们平常所吃的食物对我们生活各个方面的影响也是非常大的，如果饮食习惯不健康，就会引发消化不良、肠胃不舒服等其他与食物摄入不当有关的疾病，让你在夜里饱受身体的"疾苦"，辗转难眠。而不良的饮食习惯也会让人产生不同的矿物质和营养素缺乏（矿物质和营养素缺乏也是造成人们失眠的重要原因之一）。但矿物质在人体内不能自行合成，必须通过膳食进行补充。所以，人们如果想要补充矿物质和营养素，从而拥有好的睡眠，就要采取"食疗"的方法。

1. 哪些不良饮食习惯会导致失眠

　　很多被失眠所困扰的人，往往不清楚导致自己失眠的原因是什么。这样一来，虽然他们想尽办法改善自己的睡眠状况，但效果却不甚明显。其实除了精神压力过大、身体不健康可导致人们失眠外，生活中的很多人们习以为常的不良饮食习惯也会引发睡眠障碍。比如饮食不健康，当饮食中长期缺乏维生素、矿物质或其他营养素时，人们就很可能因为营养方面的供应不足引发一些身体上的疾病，从而影响睡眠。

那么，有哪些不良饮食习惯，可致使人们辗转难眠呢？

（1）晚餐吃太多油腻、辛辣的食物。晚餐吃过于油腻的食物，会加重肠、胃、肝等脏器的工作负担，并刺激神经中枢系统，使之一直处于工作的状态，进而影响人们的睡眠；晚餐时摄入一些辛辣食物，如洋葱、辣椒、大蒜等，会致使胃部产生灼热感，很容易引起消化不良。如果晚餐时吃了辛辣食物，那么入睡时最好采用左侧卧的姿势——这种姿势会使胃部处于较低的位置，从而减小对胃部的刺激。

（2）晚餐吃得太晚太饱。有句谚语说："早餐要吃得像国王，午餐要吃得像王子，晚餐要吃得像乞丐。"这是先人告知后人的养生之道。但现在很多都市人群因为工作的原因，早、午餐总是匆匆吃几口，经过一天的劳累奔波，晚餐时食欲变得非常旺盛，不知不觉中就吃进了很多食物，而晚餐又总是拖到很晚才吃。这样做的直接后果就是，身体的各器官在很晚时还在努力消化摄入的食物，致使肠胃一直处于工作、活动的状态，而人们在这种情况下自然难以入眠。

因此，如果你不希望晚餐影响你的睡眠状况，那么你就要严格控制晚餐进食的时间和进餐量。一般以睡前 4 小时进餐为宜，而且不宜吃得过饱。切记，晚餐要少吃富含纤维性的食物，以免刺激肠胃，使腹部发胀，从而影响睡眠。

（3）晚餐摄取过多盐分。晚餐时应避免摄取过多香肠、罐头、泡面等食物，因为这些加工制品在制作过程中，为了便于保存，加入了大量的盐分。而摄盐过多会使人血压上升、情绪紧张，从而不利于睡眠。

（4）摄入大量易产生气体的食物。如果晚餐时摄入大量产气类的食物，如豆类制品、洋葱、青椒、甘薯、芋头、水果等，就会很容易造成腹部胀气而难以入睡。

（5）不吃晚餐。很多年轻女孩为了达到减肥的目的而选择不吃晚餐，其实这么做并不科学——长期这样很容易造成营养不良，气血循环变差，从而影响身体健康，同样也就很难保证良好的睡眠质量。虽然晚餐不可多吃，但也不可不吃。以五分饱为宜。

（6）饮食结构过于单一。保持健康的身体状态大概需要50多种营养素。由于没有一种食物可以富含所有的营养素，所以这就要求我们的饮食要尽量多样化，以使人体尽量获得它所需要的营养素。如多食用米饭、土豆、水果、蔬菜、粗粮、谷物类等食物，可以降低血压，改善消化系统，而谷物类食物中富含大量的B族维生素，这对缓解睡眠障碍引发的烦躁和紧张具有不错的效果。

（7）睡前过量饮酒。有些人喜欢睡前小酌一杯，放松身心。但是饮酒要适量，不可过量——饮酒过量会使人的睡眠一直处在浅睡期，即睡眠无法持续，断断续续一晚会醒来多次。这样，人的精神就不能得到充分放松，第二天普遍精神较差。

但睡前饮酒量也要因人而异。一般人的标准为：只要手脚感到暖和就该停止了。

（8）睡前喝富含咖啡因的饮料。咖啡因饮料制品具有很好的提神效果，所以有人喜欢在早晨泡上一杯浓浓的咖啡，用来驱赶自己的疲劳和困倦。而因为人与人的体质不同，所以身体对咖啡因的敏感程度也不同。有的人中午时分喝了一杯浓浓的咖啡，可能到了午夜时依然难以入眠。所以，这类人群应避免在下午4点以后饮用富含咖啡因的饮料，以免出现身体不能完全消融咖啡因饮料带来的"神经兴奋剂"的情况，从而影响自己的睡眠质量。

需要注意的是，咖啡因不仅存在于咖啡、茶和部分碳酸饮料中，巧克力里也含有大量的咖啡因。也就是说，睡前食用大量的巧克力同

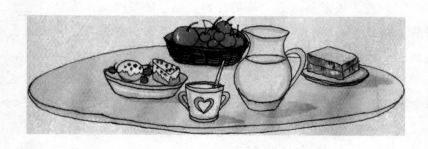

样会令人辗转难眠。

总之，我们的日常饮食习惯，尤其是晚餐习惯，与我们的睡眠质量是息息相关的。因此，人们要想拥有高质量的睡眠，就一定不要忽视不良的日常饮食习惯所带来的影响。而如果你能养成一个健康、科学的饮食习惯，那么你就会拥有良好的睡眠。

2. 睡眠不足，食疗来补

"夕殿萤飞思悄然，孤灯挑尽未成眠"，这是唐代诗人白居易在《长恨歌》中描写唐明皇彻夜难眠的情景，而且这也是许多"现代失眠人"的真实写照。

睡眠是人类生命活动中十分重要的生理现象，中国传统医学认为，"眠、食二者为养生要务"，睡眠减少和睡眠质量低下都将有损人们身心的健康。医学上，失眠被定义为：经常性地入睡困难、彻夜不眠或睡眠中时常醒来、凌晨醒得过早等现象。如果这些现象长期持续下去，就容易使人陷入一种恶性循环中，严重影响人们身心的健康。

失眠令人"痛苦"，服用安眠药等助眠药物又容易产生依赖性等副作用。那么，在这种情况下，要如何解决失眠这一难题呢？选用食疗——食疗更有利于身体健康。

中医学认为，一些食物或药物具有补心益脾、养血安神、镇静的功效，如百合、莲子、桂圆、蜂蜜、枸杞、小麦、银耳、桑葚、灵芝和西洋参等，睡前食用或泡水饮用，均可有效地促进睡眠，使你睡得香甜。

研究发现，令人困倦的神经递质是血清素，而脑神经元在制造血清素时，需要色氨酸。因此，适量食用富含色氨酸的食物，能更好地促进人脑分泌血清素，从而提升人们的睡眠质量。很多食物中都含有丰富的色氨酸，如核桃、牛奶、全麦饼、酸奶、小米、葵花子等；水果中的香蕉、无花果、龙眼、大枣、苹果、葡萄柚、梨等，也都含有较为丰富的色氨酸。晚餐时多吃这些食物，对改善睡眠效果很好。

但不同类型的失眠者，有不同针对性的食疗方法。对于心火上炎、烦躁不眠者来说，可选择饮用莲心茶。

莲心茶的具体做法是：取莲心 2g，开水冲泡，睡前当茶饮用。

莲心味苦性寒，有养生安神之功效，据《中药大辞典》中记载：莲心对治疗"夜寐多梦"效果非常显著。

阴虚不眠并伴有口干、干咳的患者，吃百合粥更为适合。

百合粥的具体做法是：取生百合 100g 和粳米 100g 洗净，放入锅中，加水 1000ml 煮至粳米熟烂，即可食用。长期食用，不但可以帮助人们快速入睡，减少噩梦，还有美容养颜的作用。

心脾两虚的失眠患者，可食用龙眼大枣粳米杂粮粥。

龙眼大枣粳米杂粮粥的具体做法是：取龙眼 30g、粳米 50g、大枣 10 枚，加水熬制熟烂后，即可食用。长期食用，效果更好。

龙眼味甘、性温，补心益脑；粳米清热安神；大枣益脾养血。三者组合，益心神、和脾胃，具有不错的安眠功效。

老年人或者体质虚弱、睡眠质量不好的人群，可选择在晚餐时吃些小米粥或牛奶燕麦片。小米是谷类中富含色氨酸的"王中王"，它还兼有健脾、和胃、安眠等功效。用小米熬煮成粥，也易于老年人的肠胃吸收。

当然，也可适量食用一些牛奶燕麦片。把燕麦片加入 3 倍的牛奶中同煮 15 分钟（根据个人口味，还可以加入少许白糖，或其他调味剂）。经常食用，不但安神，还能润肺通便。但是，有些人会觉得燕麦片煮起来费时间，其实也可以使用速溶燕麦片来代替，因为其食疗效果也是差不多的。

值得广大失眠患者注意的是，用食疗方法治疗失眠的过程中也有一些"禁忌食物"。比如，最好在睡前避免食用含有蛋白质及酪氨酸的食物。因为一旦血液中酪氨酸增加，进入人脑后，就会转化为使头脑保持敏锐的化学物质——多巴胺和去甲肾上腺素。长期食用，还会妨碍血清素的产生，容易使大脑处于兴奋状态，从而使人难以入睡。此外，鱼、肉类、鸡、鸭、蛋黄、大豆、茄子、马铃薯、番茄、菠菜、乳酪等食物，都应避免在睡前食用。当然，像咖啡因、酒精、巧克力等刺激性食物和饮品因具有令人精神振奋的作用，所以失眠患者更应在睡前远离这些食物。

 3. 提高睡眠质量必须要补充的营养素

现在，越来越多的人喜欢吃快餐，尤其一些年轻人甚至会将快餐当成一日三餐。但长期单一地吃一种食物，很容易造成人体的营养缺乏，从而影响人们的身体健康。如果体内长期缺乏维生素、矿物质和其他营养素就极容易使人产生睡眠障碍。因而人们在日常进食中，要多吃一些新鲜的食物以及富含 B 族维生素和钙、镁、锌等微量元素的食物。研究发现，营养缺乏或吸收不良的人群都会加重睡眠障碍。

下面就列举几种与睡眠息息相关的营养素。

（1）B 族维生素。B 族维生素是对人体健康非常有益的营养素。研究人员认为，饮食中缺乏维生素 B 复合物（烟酸、维生素 B_6、维生素 B_3 和维生素 B_{12}）都会产生不同程度的睡眠问题。但是 B 族维生素是可以通过多种食物获得的。如果你是肉食爱好者，在吃东西时，要多选择猪牛羊的瘦肉部分食用；如果你爱吃鱼，在吃东西时，可选择沙丁鱼、鲑鱼等富含维生素 B 复合物多的食物。

（2）钙质。大多数人都知道，缺钙容易导致骨质疏松，但很少有人知道，摄钙不足还会影响睡眠。研究发现，钙的一个重要生理功能是参与调节神经和肌肉的兴奋性，并且它还具有稳定神经中枢的作用，而这正是建立正常睡眠所必需的条件。长期摄钙不足的人，容易出现肌肉酸痛，从而引发睡眠障碍。

实际上，钙是我们神经系统中最重要的矿物质之一，它和镁一样，是自然的松弛剂。但与镁不同的是，钙在压力的作用下，很容易被消耗掉。

根据现代人的饮食习惯，很多人的摄钙量都低于身体的正常需求，而且钙的吸收率也随着年龄的增加而下降。营养专家建议，普通人对钙的需求量是：青少年和孕期妇女每天的摄钙量应不低于1200mg；50岁以下的人群每天的摄钙量应不低于1000mg；50岁以上的人群每天的摄钙量应不低于1500mg。

建议不同的人群采用不同的摄钙方法。众所周知，牛奶中含的钙质非常丰富，但很多人不喜欢喝牛奶，甚至一喝牛奶就会出现过敏的情况，那么这类人群就不适合通过喝牛奶的方法来补充钙质。这类人群可选择服用钙添加剂的方法来补钙。根据最新调查发现，在两餐之间，服用每片500mg或者更小剂量的钙添加剂吸收效果最好。

此外，钙添加剂还可以与镁、钾一起服用，以增加吸收并增进矿物质平衡，从而改善身体状况，提高睡眠质量。

（3）镁。研究证明，镁是影响睡眠质量的重要元素，所以人们多食用富含镁的食物可以改善睡眠状况，提高睡眠质量。当我们的身体内镁的含量过低时，我们的抗压能力就会减小，甚至消失。而有很多失眠患者的失眠原因是由缺镁引起的。调查发现，每天保证摄入250~300mg的镁，能改善由缺镁引发的睡眠障碍。

常见的富含镁的食物有很多，如绿色的蔬菜、香蕉、花生酱、坚果类等。

值得注意的是，在服用镁添加剂的时候，要适量配以2份钙与之相平衡。经过一项调查发现，大部分患者在服用镁和钾3~15天后，疲劳感和虚弱感会逐渐减轻，睡眠情况也会有明显的改善。

（4）锌。人体缺锌也是导致睡眠障碍的重要原因之一。很多儿童因为缺锌会在夜间哭闹不止。

如果你是因为缺锌而遭遇睡眠障碍，不妨在医生的建议下，尝试补锌。补锌最好的方式是食补，因为食补符合机体代谢，更容易被机体所吸收。

补锌效果不错的食物有很多，如生蚝、牡蛎、鲱鱼、紫菜、鱼粉、芝麻、花生、猪肝等。但如果是缺锌比较严重的人群，则应在医生的建议下适量服用锌添加剂，这样补锌的效果才会更佳。

值得注意的是，选择用锌添加剂补锌时，最好选用无副作用、吸收更好的蛋白锌。不管是食补还是服用锌添加剂，只要坚持补锌，很快就会发现睡眠质量会得以改善。

（5）铜和铁。研究发现，铜和铁对人类大脑活动的影响非常大。铜的主要作用是参与去甲肾上腺素的产生，而去甲肾上腺素是大脑由清醒进入睡眠循环的一个过程；铁是产生多巴胺和红血素的基本因素，而红血素则通过血液循环为身体和大脑提供氧气。因此，铜和铁会对人们的睡眠状况产生非常大的影响。

如果人体缺铜，可通过食补的方式来补铜。铜含量比较多的食物有：动物肝脏、肉类（尤其是家禽）、水果、硬壳果、西红柿、青豌豆、马铃薯、贝类、紫菜、可可及巧克力、豆类、葡萄干等。

但需要注意的是，食糖过多会降低含铜食物的营养价值，因为糖会阻碍人体对铜的吸收。因此，在需要用补铜食物进行食补时，最好少吃糖和含糖量较高的食物。

如果人体缺铁，也可以通过食补的方式来补充铁。铁含量比较多的食物有：猪肝、瘦肉、猪肾、鸡蛋、鲤鱼、芹菜、荠菜、大枣、葵花子、核桃仁、花生、核桃、栗子等植物性硬壳果实。

一般情况下，每天随食物进入人体的锌为 10 ~ 20mg，但只有 2 ~ 3mg 被吸收到人体内。营养学家指出，人体每日膳食微量元素的摄入量，青少年和青年男女都是 15mg，如果饮食正常，一般是不会缺铁的。

但是如果要补充铜和铁，必须在专业营养师或医生的建议下进行，因为铜或铁补充过量，也会产生非常严重的副作用，从而破坏身体内其他微量元素的平衡。尤其对男性而言，如果铁摄取过量，会导致钙吸收障碍，并使身体软组织受到伤害。

（6）色氨酸。色氨酸是一种自然产生的氨基酸，如果人体缺乏色氨酸，可通过食补的方式来补充。色氨酸含量比较多的食物有：牛奶、鱼、肉类、家禽、蛋类、花生、豆类、奶酪和新鲜的蔬菜。

色氨酸是一种天然的安眠药，它是大脑制造血清素的原料。这种血清素传导物质会让人心情放松、愉悦、减缓神经活动，从而引起人们的睡意。所以，色氨酸与睡眠的关系也是非常密切的。

有调查发现，色氨酸会借助高碳水化合物食物和低蛋白质的饮食组合顺利地进入人的大脑中，刺激脑中枢，从而释放出入睡的信号。所以，饱受睡眠困扰的人不妨在睡前吃一点富含碳水化合物的食物，如蜂蜜、全麦吐司。经过试验，这对大多数人都非常有效，而且它们具有等同于安眠药的功效，却没有安眠药的副作用，不会让人产生依赖感，是一种相对健康的"食疗法"。

（7）褪黑素。褪黑素是一种激素，也是人体不可缺少的一种天然荷尔蒙，是促成人类生物钟功能正常运作的激素。当人体内的褪黑素开始减少时，生物钟功能运作就会受到影响。研究表明，人进入中年后，体内的褪黑素的分泌开始减少；人到了晚年后，体内的褪黑素的分泌已经非常少了。所以很多老年失眠患者和习惯性失眠患者可通过适当补充一些褪黑素，来缓解睡眠障碍。

需要注意的是，在补充褪黑素时，要根据不同的失眠原因来区分服用褪黑素的剂量。如在服用低剂量（0.3mg）褪黑素时，褪黑素即可有效地推进循环节律，使人体的生物钟功能进入"黑夜状态"。对于习惯凌晨4点后入睡，中午时才会起床的推迟睡眠节律的人群来说，可以选择服用0.3mg的低剂量褪黑素，予以纠正不规则的睡眠时间。

对于一些缺乏黑色素的中老年人患者来说，需要服用3~5mg的高剂量褪黑素。但不用担心，即使傍晚时分服用了高剂量的褪黑素，对第二天的活动也不会产生任何不良的影响。

但需要注意的是，在服用高剂量褪黑素时，一定要先征求医生的意见。虽然褪黑素可以帮助人们改善睡眠状况，但要记住，褪黑素作为一种激素，就如同其他安眠药药物一样，要有规律、有节制地使用。

人们在平时也要尽量改变不良的饮食习惯，少吃预制食物、半成熟食物以及含有化学添加剂的食物。要多吃一些新鲜的果蔬、天然的食物，从而帮助身体获得更多的微量元素和身体所必需的各项激素。只有身体拥有充足的微量元素和睡眠所必需的各项激素，人们才会远离失眠的困扰。

 ## 4. 可改善睡眠的食物

在我们的日常生活中，有很多食物都具有不错的助眠作用，下面就给大家介绍一些常见的助眠食物，希望大家可以通过这些食物，轻轻松松地摆脱失眠的困扰。

（1）小米。在所有的谷科植物中，小米的营养成分是最丰富的，其中它所蕴含的色氨酸含量在所有谷物中独占鳌头。色氨酸具有和胃、健脾、安眠的功效，它会刺激大脑神经细胞分泌出一种叫5-羟色胺的物质，这种物质会使大脑思维受到暂时的压制，使人产生浓浓的疲倦感，从而使人很快进入睡眠状态。

（2）小麦。小麦是我国北方常见的农作物，小麦可以演变成种类繁多的传统食物，它富含淀粉、脂肪、蛋白质、矿物质、维生素 A 等多种营养物质。其中，小麦的麦胚芽是营养素最集中的部位，而且脂肪、维生素、蛋白质的含量也比较高。经常食用小麦，可以有效增加细胞的活力，改善细胞的功能，起到镇静安神、增强记忆、抗衰老并预防心血管疾病的功效。

但是需要注意的是，进食小麦时要注意区分节气。因为陈小麦性偏凉，而新小麦性偏温，所以盛夏炎热的时候适宜吃陈小麦，而秋后则适宜吃新小麦。

（3）燕麦。燕麦，也称莜麦，是一种高营养、高能量、低糖、低脂的食品。在美国《时代》杂志评选出的世界十大健康食品中，燕麦位居第五。燕麦中富含有丰富的 B 族维生素和锌，可以有效调节碳水化合物、脂肪的含量，并有效降低人体中的胆固醇。而且燕麦中富含的 B 族维生素，可以提高人体内的血清含量，从而帮助人们改善紧张的神经，拥有良好的睡眠。

所以，晚餐时喝点燕麦粥，或者嚼些燕麦片，都会起到安神、助眠的作用。

（4）黄豆。黄豆性味甘平，食性平和，长期食用可益气补血，通络镇静，有益身体健康。黄豆中富含有丰富的蛋白质以及不饱和脂肪酸，具有健脑安神的作用，是防治失眠、冠心病、神经衰弱、动脉硬化的理想食品。

由黄豆制成的豆浆饮品中，含有丰富的卵磷脂，它的作用是可以使血管中的胆固醇含量降低，从而改善血液的黏稠度，避免胆固醇在血管中的沉积，还可以软化血管。由于豆浆具有易于消化的特质，所以非常适合肠胃功能不是太好的中老年人。多喝豆浆，不仅可以预防多种疾病，而且改善睡眠的效果也非常不错。

（5）芝麻。芝麻又称胡麻，是一年生的芝麻草本科植物。芝麻有白色、黑色、棕色、黄色、棕红等色，其中，以白色芝麻的含油量最高。黑色芝麻可入做药用，其味甘性平，有补肝益肾、宁心健脑的作用。

芝麻中富含有丰富的蛋白质、钙质、铁质以及 B 族维生素等物质，其中，蛋白质的含量达 21.9%，要高于肉类；芝麻中富含有的钙质是牛奶的 2 倍以上；芝麻中富含丰富的铁质，以及卵磷脂和 B 族维生素等物质，对缓解精血不足引起的失眠、健忘、头晕等症状，效果显著。

此外，经常食用芝麻，不仅能保证睡眠质量，还有非常不错的美容健身效果。

（6）葵花子。葵花子中富含丰富的氨基酸和各种维生素，适量地食用葵花子可调节机体的新陈代谢功能，改善脑细胞的抑制功能，从而起到镇静安神的作用。人们可以在晚饭后嗑一把瓜子，这样既可以促进消化，又有利于睡眠，一举两得。

（7）核桃。核桃中富含丰富的蛋白质、脂肪、钙、镁、磷、铁等营养物质，而丰富的蛋白质中含有约60%的色氨酸和谷氨酸。这两种氨基酸可以安神静脑，对治疗因神经衰弱所致的失眠、眩晕等症状，效果明显。

（8）大枣。大枣内富含丰富的脂肪、蛋白质、糖类、维生素以及铁、磷、钙和环磷酸腺苷等对身体有益的营养成分。其中环磷酸腺苷是人体细胞能量代谢的必要成分，常食大枣能补虚益气、养血安神、调胃健脾。有被失眠困扰的人们每晚可食用6~10枚大枣。长期食用，对缓解失眠效果显著。

（9）龙眼。龙眼中富含丰富的葡萄糖、维生素和酒石酸等营养物质，经常食用龙眼有安神养血、镇静神经的作用。龙眼之所以是很好的安神类食物，主要得益于它对肝脾的独特保健功效。因而，经常食用龙眼对因气脾虚损、气血不足所导致的失眠、健忘、眩晕等症状，有非常不错的效果。尤其是在临睡前喝一碗龙眼泡茶，或者龙眼白糖的煎汤，对改善睡眠很有效果。

（10）枸杞。枸杞性味甘平，果实内富含有丰富的营养物质，具有滋养肝肾、明目、强筋骨、益面色、宁神益智的功效。经常食用，对因肝肾阴虚、经血不足引起的心神不宁、失眠多梦、头晕耳鸣等症状有不错的治疗效果。此外，对脑力工作者因压力过大引发的失眠产生的效果更佳。

此外，枸杞的嫩茎叶，也被称为枸杞苗或者枸杞叶，经常食用，可益智除烦、安神补脑、壮心气，而与猪脑、山药等一起炖服，对治疗失眠效果显著。

（11）芹菜。芹菜中富含丰富的碳水化合物、蛋白质、水分、矿物盐和维生素等多种人体所必需的营养物质；芹菜气味芳香，能有效降低血压，清肠利便，减轻疲劳，宁神健脑，而且能治疗神经衰弱等病症。失眠患者可以将芹菜炒制、凉拌，或榨汁、煎汤来食用，而常食可以有效治疗失眠。

（12）莴笋。莴笋中的营养成分十分丰富，常食用莴笋能够刺激消化液的分泌，从而促进食欲，还可以有效改善肝脏功能，有助于抵御风湿性疾病和痛风等症状。莴笋中含有较丰富的碘，碘对人体的基础代谢、体格、心智发育以及情绪调节都具有重大影响。因为莴苣具有镇静的作用，经常食用可有助于人们消除紧张情绪，拥有良好的睡眠。

此外，莴笋中还富含一种白色的浆液，经常食用具有安神镇静的作用，非常适于精神衰弱的失眠者食用。

（13）莲藕。莲藕包括"莲子"和"藕"，分别为睡莲科植物莲的果实和地下茎。莲藕的"莲子"与"藕"均具有养生安神的功效。

莲藕中富含大量的碳水化合物、维生素以及铁、磷、钙等多种矿物质，常食莲藕可安神养血、清热解乏，而且对治疗因血虚所导致的失眠很有效果。此外，莲子富含的莲子碱等成分，也具有安神养心、补肾健脾的功效。

（14）银耳。银耳是一种营养价值极高的食物，经常食用银耳可开胃补脾、益气清肠、养阴清热、补脑、润燥，而且安神补脑的效果显著。饱受失眠困扰的人们可将银耳与其他食物配合食用，最常见的如银耳炖大枣等，可有效治疗因神经衰弱所致的失眠多梦等症状。

（15）香蕉。香蕉具有丰富的营养，由于蕴含色氨酸所以它能使人精神放松、心情愉悦，对缓和因精神兴奋而引发的睡意效果显著。而虽然香蕉具有一定的催眠效果，却不能乱吃，因为香蕉中富含糖分，所以需要控制血糖的人群，要特别注意香蕉的摄入量，以防引发其他疾病。

（16）牛奶。牛奶具有很高的营养价值，常喝对改善脑功能效果显著。牛奶中蕴含两种催眠物质：一种是色氨酸，另一种是对生理功能具有调节作用的肽类。色氨酸是人体不可或缺的 8 种氨基酸之一，不仅能抑制大脑的兴奋，还能使人产生困倦感；而 5-羟色胺能够使人的大脑细胞分泌出使人昏昏欲睡的神经物质，发挥类似鸦片的阵痛、麻醉的作用，让人感到全身舒畅，从而有利于人们解除疲劳，快速入睡。

因此，人们在临睡前喝一杯牛奶，可以有效提高睡眠质量。

即使以上助眠食物可以帮助人们有效地缓和糟糕的睡眠状况，但是效果也是因人而异的。建议失眠患者在食用以上食物之前，先弄清楚自己失眠的原因，然后选用对改善自己的睡眠作用最大的食物，只有这样才能逐渐地拥有良好的睡眠。

 5. 华山处士如容见，不觅仙方觅睡方

中医将睡眠当作养生的一项重要内容，所以古人有"华山处士如容见，不觅仙方觅睡方"的说法。在中国古代的传统医学和饮食文化中，一直都有"药食同源""以食代药"的观念。那么，有什么样的食方可以改善人们的睡眠吗？下面就给大家介绍一些常见的助眠食方与茶方。

（1）莲子蒸鸡蛋

原料：莲子 50g，鸡蛋 2 个，熟猪油、酱油、精盐、味精、水淀粉、鲜汤各适量。

制作方法：将莲子泡发，煮熟，碾成泥；将鸡蛋打入碗中，加入莲子泥、精盐、味精、水淀粉以及鲜汤，调成糊状；将蛋糊入蒸笼，沸水蒸 25 分钟左右；将熟猪油蒸化，与酱油搅拌后，淋在蛋面上即可。

用法：佐餐食用，每天 1 次，连续食用 15 天。

功效：安神补血，益精明目，提升睡眠质量。

（2）木耳山药炖牛肉

原料：牛肉 500g，木耳、怀山药各 30g，姜片、葱段、精盐、植物油、味精、料酒适量。

制作方法：将木耳泡发，择洗干净后切成小块；将牛肉洗净后，放入开水后汆一下，切小块；将山药洗净后，放入大盅内；将砂锅置于火上，烧热后下植物油，再加入牛肉爆炒，烹入料酒，炒匀后倒入大盅内，然后将木耳、姜、葱放在上面；将砂锅置于中火上，加入开水、精盐、料酒后煮沸，然后再倒入大盅内加盖，入蒸笼内蒸至软烂即可。

用法：佐餐，每天 1 次。

功效：补脾胃，安心神，提升睡眠质量。

（3）玉竹猪心

原料：玉竹 50g，猪心 500g，葱、姜、糖、精盐各适量。

制作方法：将玉竹切碎后煎服两次，取汁 1500mg；将猪心与药汁一同放入锅内，将葱、姜等调料同煮；煮至八成熟时，捞出放入卤汁中加入盐、糖等成浓汁，糊住猪心即可。

用法：佐餐食用，每天 1 次。

功效：安神宁心，养阴生津，提升睡眠质量。

（4）桂圆童子鸡

原料：童子鸡 1 只，桂圆肉 50g，葱、姜、料酒、盐各适量。

制作方法：将鸡去毛与内脏，洗净后放入沸水中汆一下，捞出来放入锅内，加入桂圆、料酒、葱、姜、盐和清水，上蒸笼蒸 1 小时左右即可食用。

用法：佐餐食用，每天 1 次。

功效：养心血，宁心神，提升睡眠质量。

（5）安神补脑粥

原料：木耳、花生仁、核桃仁适量，葡萄干、大枣各 10g，粳米、蜂蜜适量。

制作方法：将木耳泡发，择洗干净；将花生仁、核桃仁、葡萄干、大枣分别洗干净；将粳米淘洗干净；将花生仁、核桃仁、葡萄干、大枣和粳米一同入锅，加水煮成粥；下木耳后稍煮片刻，调入蜂蜜即可食用。

用法：每天 1 次，随量服食。

功效：补血健脑，安神增智，提升睡眠质量。

（6）莲子核桃虾仁粥

原料：莲子、核桃仁、虾仁各 30g，大米 100g，精盐少许。

制作方法：将大米淘洗干净，入锅；将莲子、核桃仁、虾仁分别洗净，放入锅内，加适量水，置于大火上烧沸，然后改用文火煮 30 分钟。关火后，加入少许精盐调味即可。

用法：每天 1 次，早餐食用。

功效：补肝肾，养心神，提升睡眠质量。

（7）芝麻核桃粥

原料：黑芝麻、核桃仁各 50g，桑叶 60g，粳米适量，冰糖少许。

制作方法：将桑叶煎煮取汁去渣，芝麻、核桃仁研成末，与粳米共煮成粥，然后加入少许冰糖调味。

用法：每日早晚各食用 1 次。

功效：能改善夜间多梦、失眠、腰痛等症状。

（8）养心粥

原料：银耳 10g，莲子 5g，红枣 10 枚，冬麦、茯苓各 10g，粳米适量，红糖少许。

制作方法：将莲子、红枣、冬麦和茯苓放入锅中，加 2000ml 水煎至 500ml，然后去渣，与洗净的银耳与米共煮成粥。出锅后，加适量红糖即可食用。

用法：每天早晚各食用 1 次。

功效：养气血，安心神，对治疗心悸健忘、失眠多梦效果明显。

除此，再给大家介绍几种常见的提升睡眠质量的茶饮。

（1）安眠茶

原料：莲子、桂圆肉各 20g，百合 30g，银耳、酸枣仁各 10g，冰糖适量。

制作方法：将莲子、百合、酸枣仁、桂圆肉洗净；将银耳泡发后撕成瓣状；将冰糖打碎；将酸枣仁炒香，放入锅内，加水 300ml，用文火煎 30 分钟，滤去酸枣仁，留汁液；将莲子、百合、银耳、酸枣仁汁和桂圆肉一同放入锅内，加入适量水，置于小火上熬制 1 小时；加入冰糖融化后即可饮用。

用法：睡前 2 小时饮用。

功效：滋补肾气，宁神安眠，提高睡眠质量。

（2）三花宁神茶

原料：干玫瑰花、干茉莉花、干菊花各 20g，蜂蜜适量。

制作方法：将三种花放入适量热水中泡 2 分钟，待水变温后调入蜂蜜即可饮用。

用法：随时饮用。

功效：舒缓情绪，提升睡眠质量。

（3）安眠益寿茶

原料：木耳、枸杞、沙苑子、菟丝子各 10g。

制作方法：将以上原料捣碎，装入消毒的纱布袋内，扎口，放入茶壶内，用沸水冲泡。

用法：随意饮用。

功效：补肝肾，促睡眠。

（4）竹叶宁心茶

原料：新鲜竹叶 50g，冰糖适量。

制作方法：将新鲜竹叶放入锅中，加适量水煮沸，放入冰糖取汁，代茶饮用。

用法：随意饮用。

功效：清热除烦，提升睡眠质量。

6. 全日安眠饮食方案

人们常说，夜里是否睡得好，白天吃了什么非常重要。《黄帝内经》里曾有"胃不和则卧不安"的说法。如果能根据自身所需，制定合理的全日饮食计划，长久坚持必然会提升睡眠质量。下面为广大失眠患者推荐一款"全日安眠饮食方案"：

（1）起床：6：00~6：30

起床后，空腹喝一杯柠檬水（温）或淡盐水。

柠檬水：用500ml的温开水冲泡两片新鲜柠檬。冲泡后放20分钟即可饮用（也可在水中加入少量的蜂蜜）。

淡盐水：用500ml的温开水冲泡3克自然盐，待盐溶化后饮用。所谓自然盐是指粗盐，较精盐而言，粗盐内富含更多的矿物质。但值得注意的是，并不是所有的失眠患者都适合饮用淡盐水，像患有高血压、肾脏病、动脉硬化、心脏病等疾病的失眠患者，就应尽量避免喝淡盐水。

起床后，喝柠檬水或者淡盐水可清理胃肠垃圾，而经过一夜的休眠，机体是很缺水分的，所以早上起来就喝水不仅给机体补充了水分，也为肠胃等器官接下来一整天的工作做好了准备。

（2）早餐：7：30~8：00

吃早餐时，可选择一份全麦面食，再搭配一份生菜沙拉，也可以喝一杯牛奶或者豆浆。

全麦面食：用全麦面粉制作的馒头、面条、素菜包子等。

生菜沙拉：选番茄、莴苣、凤梨、苹果等蔬菜和水果适量，再加一茶匙黑芝麻粉、少许奶酪和适量沙拉。

早餐距离前一晚晚餐的时间最长，一般在 12 小时以上，体内储存的糖原已经被消耗殆尽，应及时补充，以免出现血糖过低等情况。

（3）上午：9：00～10：30

可以在 9：00 左右喝一杯酸枣仁茶，并在 10：30 分左右喝一杯西洋参茶。

酸枣仁茶的作用：后汉张仲景在《金匮要略》中已用酸枣仁治"虚烦不得眠"；《中药大辞典》认为，枣仁广泛用于治疗失眠，其功效主要有三：宁心安神；补肝，使能藏血以养心；补脾。根据现代很多动物实验证明，用酸枣仁煎剂给动物们口服或腹腔注射，动物们均会表现出镇静及嗜眠的情况。此外，酸枣仁茶还有镇痛、抗惊厥和降温等作用。

西洋参茶适用于以下人群：①生活节奏快、压力大、有疲劳感的城市人群；②经常加班加点、生活不规律的人群；③健康人群和希望保持年轻体态的人群——常服用西洋参茶可进一步提高身体素质和生命质量。

（4）午餐：12：00

午餐时，可吃一些黄豆糙米菜饭或者豆腐汤。

黄豆糙米菜饭：黄豆与糙米以 1：4 的比例煮成饭，再加上香菇、洋葱、金针菜、小芹菜、青椒、马铃薯等时蔬，一起做成菜饭。其中，洋葱和金针菜均具有安神功能，做菜饭时可适当多加一些。

豆腐汤：豆腐+海带芽+香菇。

黄豆糙米菜饭不仅营养丰富，易于人体吸收，而且可以提高人体免疫力，促进血液循环，并在一定程度上有助于人们缓解抑郁等不良情绪。

（5）下午：4：00～6：30

经过四五个小时的活动，体内的午餐也消化得差不多了，在下午

4∶00左右，再喝一杯酸枣仁茶，并在6∶30分左右吃一碗杂粮粥作为晚餐。

杂粮粥：小米、小麦、绿豆、红枣、枸杞各适量，甘草粉10g，酸枣仁粉10g，龙眼干5g。将它们放入锅中，加适量水煮成粥即可。

此粥能补中益气，健脾开胃，滋阴润肺，提升睡眠质量。

（6）晚上：8∶00

此时，喝一杯热牛奶，因为牛奶中含有的色氨酸具有催眠的作用，而且牛奶中富含的其他营养物质会使人产生饱腹感，而又不至于腹胀。

但值得注意的是，对牛奶有过敏现象的人群，可用豆浆代替牛奶。

（7）晚上：9∶00

此时，是宵夜时间，可喝一碗小米粥。

小米粥：小米适量，红枣5枚，枸杞10粒，酸枣仁粉10g。将它们放入锅中，加适量水煮成粥即可。

值得注意的是，为了促进睡眠，只能喝五分饱。

（8）临睡前：9∶30~10∶30

在这一时间段，可以喝一小杯自行调制的洋葱红葡萄酒。因为葡萄酒可缓解人的紧张情绪，临睡前适量饮用，有助于人们进入香甜的睡梦中。

洋葱葡萄酒：将洋葱带皮用冷水洗净，甩掉洋葱表面的水渍（或者直接擦干）后，剥去洋葱外的皮，准备一个玻璃罐，将洋葱切开后，逐片剥开放入容器里，并倒入一整瓶葡萄酒。在常温下密封3天，便可饮用。

虽然有很多人想借助改善饮食结构和不良饮食习惯来改善自己的睡眠，但往往坚持下来的没有几个人。其实任何改善睡眠的方法都不可能在一两天后就见效，而只有长久地坚持，才能收获良好的治疗效果。